医院综合管理研究

YIYUAN ZONGHE GUANLI YANJIU

主 审 李 萍

主 编 方 璐

甘肃科学技术出版社

图书在版编目（CIP）数据

医院综合管理研究 / 方璐主编 . -- 兰州：甘肃科
学技术出版社　2023.7
　　ISBN 978-7-5424-3107-3

　　Ⅰ．①医… Ⅱ．①方… Ⅲ．①医院－管理－研究
Ⅳ．①R197.32

　　中国国家版本馆CIP数据核字(2023)第125630号

医院综合管理研究

主　编　方　璐

责任编辑　刘　钊
封面设计　孙顺利

出　版　甘肃科学技术出版社
社　址　兰州市城关区曹家巷1号　730030
电　话　0931-2131572　（编辑部）　0931-8773237　（发行部）

发　行　甘肃科学技术出版社　　印　刷　兰州万易印务有限责任公司
开　本　787mm×1092mm　1/16　印　张　10.75　插　页　2　字　数　170千
版　次　2023年7月第1版
印　次　2023年7月第1次印刷
印　数　1~6500
书　号　ISBN 978-7-5424-3107-3　　　定　价　68.00元

前　言

随着中国医疗卫生体制改革的深入和科技的发展,医院在综合管理方面面临着新的课题,这需要医院的管理者顺应医疗卫生体制改革发展趋势,按照医院运行的客观规律不断探索,将医院综合管理水平提升至新的高度,达到新的水准,以满足人民群众的医疗需求。

医院综合管理是按照医院工作的客观规律,综合运用现代管理理论和方法,对人、财、物、信息、时间等资源,进行计划、组织、协调、控制,充分发挥整体运行功能,以取得最佳医疗效率和医疗效果的管理过程。

医院管理是一个综合系统,由若干专业部门及管理部门构成,各项专业管理围绕医疗服务中心分工协作,构成医院完整的管理系统。医院综合管理包括行政及办公管理、人事编制管理、医疗服务管理、人才技术管理、运营绩效管理、网络信息管理及医院文化建设管理等方面。其中医疗质量是患者安全的保障,医疗服务管理是医院管理的核心。

《医院综合管理研究》一书阐述了在医院管理和实践工作中总结的医院综合管理方面的理论,介绍了医院的行政、组织、办公、人事、医疗、教研、专业人才、医疗设备、硬件建设、医院文化,以及后勤、网络、信息、医患关系等方面的管理职责、制度、策略、经验等,指明医院管理中各部门管理的职责核心,指出要重视医院管理的创新,要遵守医学伦理道德、健全病患管理体系等,力求科学及人性化地结合医院实际,正确开展医院综合管理工作,使医院综合管理工作行之有效,提升医院的综合竞争力,正视医院发展中的挑战,实现医院的宗旨、目标,以科技创新和医疗质量,为国家医疗事业的发展作出应有的贡献!

编者

2023年3月

目　录

第一章　行政管理 ·······················1

一、行政管理的效能 ···················2

二、构建科学管理体系 ················2

第二章　组织机构设置及管理 ·········6

一、组织架构 ·························6

二、领导体制 ·························7

三、领导职能 ························10

四、科学领导 ························12

五、部门分工合作与协调 ·············15

第三章　办公室管理 ·················17

一、医院办公室职责及内容 ···········17

二、医院办公室管理制度 ·············18

三、医院办公室会务工作 ·············18

四、医院办公室公文 ·················19

五、医院办公室信访 ·················21

六、医院办公室调研反馈 ················· 23

第四章　编制管理 ················· 24

一、人员编设 ················· 24

二、管理方法 ················· 25

第五章　医疗服务管理 ················· 29

一、章程、制度 ················· 29

二、医疗质量及安全 ················· 34

三、医务团队建设 ················· 55

四、医疗技术 ················· 63

第六章　教学科研管理 ················· 113

一、管理机制 ················· 113

二、经费使用 ················· 114

三、科研设施及用品 ················· 116

四、科研人才培养 ················· 116

五、科研成果 ················· 117

第七章　专业人才管理 ················· 118

一、创新管理理念 ················· 118

二、引进培养双管齐下,优化人才结构 ················· 119

三、健全机制,用好专业人才 ················· 120

第八章　设备资产管理 ················· 122

一、基础设施管理 ················· 122

二、设备使用与维修管理 ················· 124

第九章　硬件建设管理 ················· 128

一、基础设施建设管理 ················· 128

二、医疗设备建设管理 ················· 130

第十章　网络科技管理 ·········· 132

一、网络应用管理 ·········· 132

二、网络安全管理 ·········· 135

第十一章　文化建设管理 ·········· 138

一、医院党建 ·········· 138

二、医院宗旨理念 ·········· 139

三、医德医风 ·········· 140

四、社团公益 ·········· 142

五、对外宣传 ·········· 142

第十二章　档案信息管理 ·········· 144

第十三章　医患机制管理 ·········· 147

一、救死扶伤精神 ·········· 147

二、全心全意的服务意识 ·········· 148

三、调节机制 ·········· 150

四、医疗风险承担机制 ·········· 152

五、善后机制 ·········· 154

第十四章　运营及绩效管理 ·········· 156

一、运营管理 ·········· 156

二、绩效管理 ·········· 158

第十五章　后勤管理 ·········· 160

一、医院后勤管理内容及存在的问题 ·········· 160

二、医院后勤管理对策 ·········· 162

参考文献 ·········· 165

第一章　行政管理

　　医院综合管理中,行政管理是一个非常重要的部分,医院的行政管理部门主要是指医院的机关和行政管理科室,如:院办公室、医院各部、处办公室等。主要包括行政事务、办公事务、人力资源、医疗服务、财产经营管理等方面工作的行政职能划分和管理,相关制度的制定和执行,还有日常事务管理、物品管理、档案资料管理、会议管理等等。医院行政职能科室是医院不可或缺的关键部门,肩负着为医院领导出谋划策,指导、辅助、协调临床科室各项工作的协调任务,具有对各项成本开支的决定权。医院的行政部门可分为几个主要部门来进行分门别类管理,各司其职。在实践工作中要根据各医院的实际情况因地制宜,增加或减少管理的部门和内容。通常医院的行政管理方面设医院办公室、医务科、人事科、医保科、采购科、宣教科、后勤处等。医院综合管理中行政主要负责的工作是要协助院领导分管医院各方面的工作,协调各有关科室和部门的工作;了解临床科室的需求,督促行政后勤部门开展工作,保证医院医疗业务的开展,保障正常诊疗工作秩序,挖掘行政、后勤服务的新领域,探索医疗服务对象的需求,不断提高行政后勤的服务质量。加强医院各方面的管理,完善相关制度,加强调研、提出建议等等。

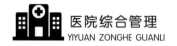
一、行政管理的效能

医院行政管理效能就是指医院的行政部门在实施行政管理行为时,以较小的行政资源投入来实现最佳的行政工作目标。随着医疗体制的改革,医疗市场竞争加剧,医院行政效能问题愈发凸显,行政部门工作人员的观念如未能及时转变,业务和服务能力不能和医疗、信息等的发展同步跟进,人浮于事,效能下降,就制约了医院医疗竞争力的提升,影响着医院的总体发展。

医院综合管理中,如何提升行政管理的效能直接关系着医院发展的动力和命脉,这是医院行政管理的重中之重。只有将行政管理的制度完善,机制健全,效能强化,才能激发工作人员的主动性、积极性,制定科学、人性化管理的制度和激励机制,方能使行政管理效能发挥出最大功效。

二、构建科学管理体系

1.医院行政管理现状

首先,很多医院在行政管理体系和制度上,没有构建完善科学的管理体系,导致次级管理和制度不完善、不科学、不人性化。同样医院行政管理人员的激励措施不完善和缺乏,薪酬待遇不科学,行政管理人员的绩效在量化考核方面存在局限性,没有明确的对照标准,干多干少一个样,也制约了行政管理人员的积极性。行政管理人员晋升的机会和通道也比较狭窄,没有一个统一的晋升标准和通道,人员大多身兼数职。这一切都导致人员思想问题层出,责任心缺失,工作效率低下,整体医疗工作的质量不能明显提升,不具备竞争力,医院的整体发展也难以显著改善,如长期沿用原来的管理模式,基本属于自然发展状态。

第二,医院行政管理人员并非专业管理人员,他们大多由医疗专业的人员进行管理,缺乏专业的管理经验和专业知识。在人员的构成结构上也不尽合理,年轻人相对较少,管理理念相对缺乏或陈旧,也不能适应现代化的医疗行政管理工作。

第三,组织结构单一。现代医学科技的发展,使得医学专业分工越来越细,专业性越来越强。一些新的学科和专业需要对应的专业人才去管理,但是目前由于受限于医院行政、人事、经费等各方面因素的制约,行政管理人员学非所用的情况很常见,医院行政管理的多元性和专业性没有被很好体现,外行人管内行人的现象也时有存在,阻碍了行政管理效能的提升和医院的整体发展。

第四,专业培训缺乏,机制不健全。医院在提高医疗服务水平方面,取得了一定成效,但医院更多的是注重专业技能的提升,更多的是对专业人才进行培训,对行政管理人才的培训有限,导致了管理机制僵化,管理水平提升困难。在行政管理经验不足的情况下,培训机制跟不上,管理人员缺少科学、人性化的管理机制,加之管理人员管理知识及经验缺乏,认识偏颇,不研究提高医疗质量,不注重打造品牌效应,不以走上良性循环道路为目标宗旨,这种本末倒置的观念和认识,不能人尽其才,不能让专业人干专业的事,使得医院的发展迟滞,走向相反的方向。

2.科学管理与培训

针对医院行政管理效能的低下,领导层应该转变观念,拓展思路,积极学习,通过一系列科学的管理制度和机制,强化管理层人员的思想教育水平,设法创造学习与培训、深造等机会,以提高管理层人员的专业知识水平和管理、服务素质,才能使形成的管理制度积极执行,使管理效能全力提升。

(1)强化思想文化建设,树立正确的价值观、人生观

强化医院行政管理人员的思想文化建设,对行政管理人员进行职业化的思想教育和符合医院文化的"三观"教育,正确认识医院行政管理岗位肩负的重担和职责,使其从思想认识和行动上转变为真正的医疗管理工作者,在医疗服务的职责基础上升级为管理者。

(2)改变和创新管理理念,提升管理经验

管理理念形成有利于形成凝聚力,为医院行政管理目标的实现提供保证。

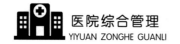
书记、院长首先应强化和提升管理理念的建设意识,以身作则,从源头重视起来。只有领导层给予足够重视,才能推进行政管理理念的形成。同时,要不断提高年轻人员占比,扩充各方面的行政管理人才队伍,引进高学历人才,特别是具备专业管理背景的高学历人才,积极吸收、借鉴最新和成功管理经验并结合医院实际进行创新,为行政管理工作注入更多的新鲜血液,这有利于创新理念的形成和发展。

(3)改革现有管理机制,培养培训各种管理人才

改革是为了破旧立新,对不适合医院发展的行政管理制度进行大胆改革,培养不同类型、不同特长的行政管理人员,并进行明确的等级划分,建立人才队伍,打开晋升通道,建立完善的奖惩机制。医院要对现有行政管理人员定期或不定期组织培训,提升其行政管理能力和素养。建立走出去又请进来的机制,除了传统的业务知识培训外,增加医学人文知识、现代医院管理知识、岗位技能和国家相关政策法规的培训,利用医院各种媒介,增强行政管理人员培养的力度。医院也可鼓励行政人员进行职业深造,通过深造,学习更多的行政管理知识、行政管理经验,保证医院行政管理人员的专业水平和职业素养,为医院管理提供坚实的后备力量,医院的行政管理人员还应加强自主学习和交流,弥补自身短板,提升管理效能。

3.考核与激励机制对接

完善的考核评价与激励体系有利于激发行政管理人员的工作热情和积极性,使医院的专业岗位取得更大的效益。对于行政管理人员绩效考核很难统一的问题,可以参考国家事业单位或高校等行政人员绩效考核办法,结合医院实际情况,从服务对象满意度、德才方面、业务能力和成绩效益等等方面,通过病患打分、医务人员打分、同事相互打分、领导评价等方式来评定行政管理人员的工作情况和综合素质。考核体系需要考虑到岗位业绩、满意度等,通过优秀、合格、基本合格和不合格等档次的评价来对行政管理人员进行全面地考核评价。

为了使行政管理人员产生危机感,对于业绩的考核可采取制定任务和目标的方式,由上级领导和相关部门就工作任务、质量、技能、能力、组织纪律等进行综合性考评,可设立动态绩效考核制度,临时发布任务进行考核,并不定期抽查,保证行政人员日常工作的质量。重视行政人员的多元化能力和综合素质,对于具备管理能力的临床医护工作者可选择进入管理人员阶层,丰富行政人员的聘用结构,在编、人事代理、合同制等形式紧密结合,使人员能上能下,能进能出,激活竞争激励和奖惩机制。

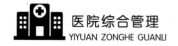

第二章 组织机构设置及管理

一、组织架构

　　医院的组织架构一般由职能部门临床科室（病区），医技、辅助科室，业务科室，分院（社区卫生服务中心）等组成。其中职能部门一般由党委办公室、行政办公室、纪检监察室、医务部、护理部、科教部、医疗质量控制（管理）中心、人力资源部、财务部、运营部、服务部、保卫部、医学工程部、后勤保障部、医保部等部门组成。医院组织的部门划分基本是按照工作性质和任务来进行，当前医院的组织机构可分为三大系统，即：诊疗部门、辅助部门、护理部门和行政后勤部门等几大系统，诊疗部门是医院的主要部门，它包括病房和门诊的各临床科室，如内科、外科、妇产科、儿科急诊室等。辅助诊疗部门包括为临床提供技术支持的专业科室，有药剂科、放射科、临床检验科、病理科、物理诊断科、手术室、消毒器材供应科、营养科、功能检查室及内窥镜室等。辅助诊疗部门以专门的技术和设备辅助临床诊疗工作的进行，是现代医院的重要组成部分。护理部门是独立完成专业工作内容的系统，其人员分布在诊疗和辅助诊疗部门的各个岗位，但它通过专科护士长和护理部两级管理体系，完成其专业工作任务。行政后勤部门是对医院人、财物进行管理的职能部门，包括对医疗、护理工作进行管理的业务管理机构，如医务科、护理部、门诊部等，还包括对医院整体进行管理的其他职能部门，如院长办公室、人事科、财务科、总务科、设备科等。医院组织架构部门的构成根据医院的级别、性质等有所不同，公立医院和民营医院也不同，但总体大同小异。图2-1。

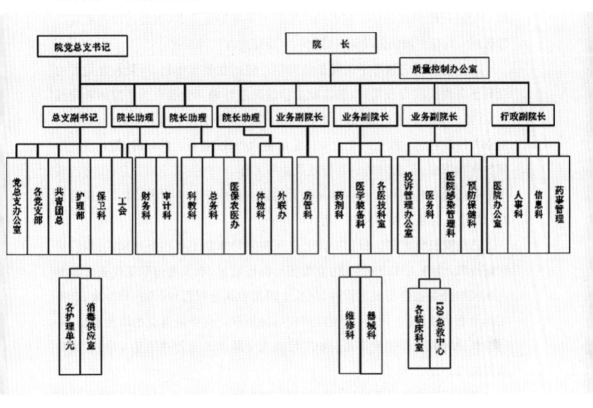

图2-1　公立医院组织架构示意

二、领导体制

1.体制形式

医院的领导体制内容主要包括医院的管理结构、管理方式、管理层次的划分,以及各管理层的职能分工与协调合作的科学划定。

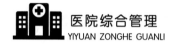

从权限与责任的角度来看,医院领导体制主要有两类:集权型和分权型。它们的主要区别在于,集权型的医院领导体制下,院长对医院的医疗护理、行政后勤工作统一领导,全面负责。此类型一般要求院长是医师出身,兼有组织管理才能,并由行政副院长辅佐。分权制在美欧国家较为普遍,这种类型是医师、护理、行政三权分立。院长的主要职责不是专业业务,而是行政及宏观经营管理。目前中国的医院领导体制的主要模式有三种形式。

一是党委书记领导下的院长负责制。包括党委集体领导、院长在党委的领导下负责医院行政指挥、医院职工参与民主管理。党委作为医院的领导核心,在抓好党组织建设的同时,对医院的行政、业务工作负有领导责任,决定医院重大行政问题。院长对于党委决定的重大行政、业务上的问题,拥有独立的领导和指挥权,对医院的日常行政及业务工作,有直接领导和决定权,对行政干部的任免有建议权。这种体制最大的缺点是由于多头指挥,难以实现院长对行政业务的独立领导和统一指挥。

二是院长负责制。目前中国公立医院领导体制主要还是此模式,院长对医院行政、业务工作全权负责,党委实行保证监督,职工通过职工代表大会参与医院的民主监督与民主管理,院长受国家委托全权管理医院,对行政、业务工作全面负责,统一领导,行使指挥权与决策权。党委是医院的政治核心,是与院长并列的一套领导体系。职工代表大会既是民主管理的基本形式,又是监督机构。

三是董事会领导下的院长负责制。随着改革开放,中国出现了股份制医院,这种医院实行的领导体制是董事会领导下的院长负责制,医院董事会向股东大会负责,院长由董事会任命,对董事会负责。医院行政、业务上的重大问题,经董事会讨论决定,院长是具体执行者。目前这种体制主要在占医院总数比例不大的一些中外合资医院或民营医院中实行。

2.素质能力培养

(1)政治素质

这是医院领导的首要素质,要有强烈的事业心和高度的责任感,有不断创新的进取精神和救死扶伤的崇高精神。

（2）**品德要求**

这是对院长职业道德的要求。要坚持原则，坚持正义，秉公办事，不弄虚作假，不营私舞弊。要作风民主、宽以待人。在商业诱惑之风盛行的今天，如何保持品德，是对院长及医院其他管理者的挑战。

（3）**知识与能力**

领导者不仅要具备系统的管理学及相关学科知识，而且要善于将知识正确运用于实践。要掌握一定的社会、人文科学知识，有丰富的社会实践和管理经验。同时，具备统帅全局的战略头脑，有多谋善断的决策能力、良好的分析判断、逻辑推理能力、缜密新颖而辩证的思维能力、良好的控制能力和评价能力。

3.领导职责

医院领导的基本工作是决策、计划、组织、用人、协调、控制。决策是领导者的基本职能，也是管理最本质、最高级的职能。领导者要在充分研究论证的基础上，对未来工作的发展方向，形成有条理的想法，确定目标，并做出切合实际的规划。关于组织职责，要建立适当的工作系统，将医院的各个要素（人、财、物、信息等）、各个部门、各个环节合理地组织起来，形成一个有机的整体。

此外，领导者在纷繁复杂的环境面前，在盘根错节的人际关系之中要起到协调作用，善于排除各种不利因素，促进整体功效的提高。能及时发现医院事业发展中的偏差，寻找原因和对策。

4.工作方法

对于行政领导来说，珍惜时间，把握时机，充分利用时间资源，是现代领导者取得成功的重要因素之一。包括分类安排工作、合理使用零散时间等。同时，有效率的领导也主要体现在组织会议、处理各种烦琐的公文方面。

业务领导，要从抓重点学科入手，采取强有力的措施，促其发展。花大力气抓好学科带头人建设、学科梯队建设。抓好设备的引进、使用及效益评价，并加强基本建设和经济管理。

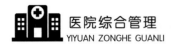
管理学术的领导应抓好院内的学术活动,建立学术讨论制度;积极参加院外学术活动和友好往来;建立学术领导中心,吸收院内老专家和一定比例的中青年学术骨干参加。

三、领导职能

1.院长职责

医院院长作为领导层的舵手,在医院的综合管理中关系到医院的发展方向和兴衰,院长的决策和相关制度的正确与否决定着医院的命运,院长的职责非常重要,列举如下,供参考借鉴。

首先,院长是医院的法人,在现行法律法规的框架内,履行法人的职能,承担法人的责任,应当具有相关管理知识与技能。其次,贯彻党的路线、方针、政策、法规和上级指示,在上级卫生主管部门的指导下,全面领导医院的医疗、教学、科研、预防和行政管理等工作。按上级党委和主管部门的要求,准确、及时、有效地完成各项任务,不断进行改革创新,使医院的各项工作高效有序地进行。再次,根据医院的功能任务,使用医院的医疗资源,为患者提供有质量和安全保证的、适宜的医疗技术服务。第四,负责制定医院中、长期发展规划和年度工作计划,按期布置、检查、总结,并向上级领导机关汇报。第五,负责制定并保证医院的质量方针和质量目标、指标,并有具体实施的措施。第六,负责组织、检查医疗护理工作,定期深入门诊、病房及其他科室,并采取积极有效措施,保证不断提高医疗质量。第七,负责组织、检查临床教学、培养干部和业务技术骨干。第八,负责领导、检查全院医学科学研究工作计划的拟订和贯彻执行,采取措施,促进研究工作的开展。不断地运用、开展和引进新技术,提高全院医疗、教学和科研水平。第九,负责组织、检查本院担负的分级分工医疗工作和社区医疗工作。第十,教育职工树立全心全意为人民服务的思想和良好的医德,改进医疗作风和工作作风,改善服务态度。督促检查以岗位责任制为中心的医院各项核心制度和技术操作规程的执行,严防差错事故的发生。

第十一，根据国家人事制度改革的要求，不断深化改革，建立新的用人机制；组织领导医院工作人员的考核、考察、任免、奖惩、调动及晋升等工作。第十二，负责对后勤工作的领导，审查基本建设、物资供应计划，检查督促财务收入开支，审查预决算，关心职工生活，逐步提高职工的物质文化生活水平和福利待遇。第十三，组织落实社会监督制度，及时研究和妥善处理人民群众来信来访。第十四，院长还要经常深入实际，开展调查研究，不断总结经验，抓好典型，以点带面，推动医院各项工作不断深入发展。

2.业务院长工作职责

业务院长既要承上启下，执行院长的政策方针，还要分管专职业务工作，责任重大，每个环节都不能有丝毫懈怠和出错。业务院长的一般职责主要有：在院长领导下，分管全院的医疗、护理、医技等科室的工作；督促检查医疗制度、医护常规和技术操作规程的执行情况；深入科室，了解和检查诊断、治疗和护理情况，必要时领导重危患者的会诊、抢救工作，定期分析医疗指标，采取措施，不断提高医疗护理质量；领导制定临床教学计划和人才培养计划，组织全院医务人员的业务技术学习，经常检查教学工作的完成情况及挂钩医疗机构的业务指导工作；领导医疗业务信息及病案统计工作；负责组织检查门诊、急诊工作，以及重病患者的入院情况；根据国家人事制度，组织领导对医院工作人员的考核、任免、奖惩、调配及提升等工作。

3.副院长工作职责

具备一定规模的医院一般有好几名副院长，分管医疗卫生、后勤等方面工作，将院长的工作方针、理念等具体化，并形成制度强化和督促执行，职责也很重要，副院长一般有公卫副院长、后勤副院长等。

公卫副院长岗位一般职责有：在院长领导下，负责全院的初保、疾控、妇幼卫生保健、卫生监督等公共卫生工作的落实及突发的临时工作任务；督促检查该项工作各项规章制度的落实，执行情况；深入基层了解情况，定期分析工作指标，提出合理建议，采取措施，不断提高工作质量；负责全院分管工作的业务

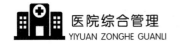

技术学习和村级医疗机构的业务技术指导；负责落实分管各项工作资料的统计报告工作；负责组织检查本院担负的分级分工工作，指导所担负的辖区内职业病、传染病、多发病的防治工作；组织检查本院的门诊、疫情报告、预防保健和卫生宣教工作等。

后勤副院长工作一般职责有：在院长的领导下，协助院长负责行政后勤制度改革，具体分管总务、维修、物资供应、安全保卫等工作；根据医院总体规划及工作安排，负责组织拟定医院后勤工作计划、制度，并经常督促检查执行情况；负责督促检查保证医疗、教学、科研所需物资供应及后勤设备的服务保障工作；负责督促检查医院安全保卫，做好医院社会治安综合治理工作，保持医院良好秩序；负责督促检查总务处的各项工作，保持医院良好的环境，保证供水、供电、供气、取暖、空调等动力系统的正常运行；加强院容院貌的管理，组织全院积极参加爱国卫生运动，经常检查环境卫生状况，采取有效措施，清除三废污染，搞好医院环境绿化；负责督促检查饮食卫生、安全工作。

四、科学领导

1.领导班子结构要科学化

医院管理既是一门科学，也是一门领导艺术。领导者在管理活动中为实现组织目标，要灵活运用各种科学方法和技巧，提高单位工作效率和效益。首先要科学化领导班子结构。梯形的年龄结构，合理的知识结构，良好的智能结构，协调的气质结构。一致的目标结构是领导班子科学化的基础。其标志一是团结协调，充满活力，勇于创新，使医院快速发展；二是办事效率高，决策效率高，吸收并利用信息能力强且快；三是学习新知识快，对市场变化反应快等。领导结构科学化实现的途径是：依照干部"四化"标准选拔配备班子领导，特别是抓培养，抓提高，抓学习，尤其是启用有创新能力的人才。

2.领导要有创新意识

时代在进步,社会在发展,在医院管理上同样需要不断进步。要开拓创新,加大创新力度。首先要解放思想,增加、增强开展创新的意识,破除一切阻碍发展的观念,消除一切影响发展的因素,增强危机意识。要思路创新、管理创新、学术创新、业务创新。其次是建立科学发展观,正确决策和把握医院的发展方向,医院领导在战略方向上一定要明确,思路要创新,管理同步要创新,想尽一切办法提升医院的执行能力,从技术创新和组织管理创新上来突破。

创新意识可从几个方面来强化和提高。一是市场意识。医院领导要根据社会环境、市场经济、政治文化以及体制改革等因素和变化进行有效的管理创新,要分析政策,根据有关规定,合理获得效益。二是竞争意识。竞争是市场经济的必然产物,竞争必须强化医院的技术设备建设,提高医疗质量,改善服务态度,扩大服务项目,降低医疗成本,在竞争中更好发挥医院功能,在竞争中求发展、求生存。三是变革意识。医疗体制改革的重要内容是建立政府性的医院和营利性的医院运行机制,将医疗活动划分为基本服务与特殊服务,以满足广大人民对医疗服务的不同需求。改革和变革,是医疗体制改革的重要内容,也是领导创新意识需要与时俱进的出发点。四是系统意识。医院要多部门、多学科相互依靠、共同协作,是个整体系统。医院的整体目标要分解到各科室,科室目标分解到每个人,每个人的目标同全院整体目标协调起来,重视系统各个环节的责任,强调系统整体运转正常而有序,纪律严明,指挥高效灵活,信息反馈及时准确。五是服务意识。医院主要功能是为人民提供满意的医疗服务,满足人们的医疗、预防、康复、保健需求,医院的各部门的管理工作创新理念要从服从于保证和提高医疗质量。六是文化创新意识。员工在价值观、目标和认识上要达到统一,不断产生新观念,建立学习型组织,营造创新型医院文化。

优秀的医院领导必须具有强烈的创新意识,创造动机,独立思考。医院的创新关键在于更新观念,主动适应形势,在经营机制、服务模式、竞争方式等方面实行创新。

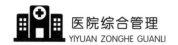

3.要建立完善科学的管理制度

受医疗体制的影响,医院在管理体制与运行机制方面存在许多与社会、市场、大众要求相矛盾的地方,公立医院很大程度依赖政府与财政,民营医院不重医疗质量和服务,盯着经济利益不放,这些在转型变革时期,与创新和科学管理体制及运行机制相悖的管理理念和制度必须要改变。医院没有科学的管理,就难以发展成为国家战略的医疗产业。管理需要跳出行政框架,运用科学的系统思维,找到医院管理的核心要素,组合成创新的管理模型。应以绩效管理为抓手,以工作效率为核心,以病人的需求和满意为目标,实现由传统医院管理模式向现代医院管理模式的突破和变革。

首先,医院领导要从发展战略上根据政策和定位科学制定发展目标。公立医院在管理上要具备竞争观念,竞争不仅仅是医疗技术、设备设施等硬件的竞争,更是人才和管理文化、服务质量、医疗性价比等的竞争。民营医院要以经营的手段调整成本、利润、质量的关系,实行成本核算和科主任负责制,加强经营管理,强化服务与医疗质量,降低医疗费用,提高效益与效率,保障医院生存和发展。立足于内涵发展、拓展办医渠道的运行体制,增强自我造血功能,使医院走上规范经营、健康有序的发展轨道。

其次,建立科学的组织架构,消除职责"真空"。医院的科室设置及职责分工不佳,就无法满足医院管理活动快速发展的需要。今后,医院领导可引进专业的医院管理公司的咨询服务,为医院的科学管理把脉。建立科学的组织架构、完善的管理制度和规范的业务流程,以规则和流程来驱动医院的各项业务,形成制度和方案,推广执行,提高管理效率。

再次,突破传统局限,建立现代科学人性化管理格局。职工是医院最重要的资源,医院领导应进行系统规划、利用各方资源建立科学、人性化的管理、培训、激励机制,可设立医院咨询站、建议箱等咨询、反馈、监督服务机制,避免"一言堂",提升改进管理中的不足,从严格的控制管理转向激发职工的责任感,奉献精神,提升职工的工作能动性,科学培训、考核、晋升。科学配置人员队伍,做到"人尽其才,才尽其用"。

第四,完善内部协调机制,增强科室沟通协作。医院内部管理中,除患者外,各科室之间、各部门之间互为服务对象。只有医院内部各科室、成员之间既独立分工又无间协作,共同为医院的发展目标努力,才能使医院凭借畅通的工作流程来实现高效运转。院领导应以身作则,强调党员干部作为管理者的协调主体地位,优化管理干部队伍结构,提升中层管理者的能力素质。完善以履行职能、执行力、工作作风、管理水平、工作业绩等为主要内容的任期考核方案,打造一支执行有力、作风过硬的管理队伍,以高素质的管理队伍增进科室间的沟通协作,形成合力,推进跨越发展。

4.要具备丰富知识,讲究领导艺术

优秀的医院领导既要有丰富的各方面知识,不仅要医学精、业务精,还要博学多才,更应掌握与时俱进的新科学为主的知识,如管理科学、心理科学、领导科学、社会科学、互联网知识等。另外,医院的管理不能单靠领导的行政权力,对团队的管理必须要以德待人,以情感人,以理服人。要确立民主管理意识,做一个受人尊重和爱护的领导者。领导优秀的人格魅力和领导艺术非常重要,它建立于领导自身的形象上。良好的人格力量,能被员工所敬佩和信服。医院遇到突发事件和冲突,作为医院领导者,应机智应变,因势利导,化解不利因素为积极因素。优秀的领导可以改变医院,没有不行的职工,只有不行的领导。

五、部门分工合作与协调

为加强医院各级管理部门统筹运作和协调联动,妥善理顺关系,促进医院正常运转,提高质量管理效益,保障医院管理目标的顺利实现,医院管理中各部门在明确分工和责任划分基础上,还应建立多部门合作管理的协调机制和奖惩规定。

全院各部门要在院领导的统一领导下,认真履职,各尽其责,在日常工作中相互协助,密切配合,营造和谐氛围,增强团队和集体荣誉感。各临床医技

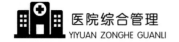
科室负责本科室质量管理及本科室或与其他部门或科室间的沟通、协调工作。各职能部门负责本领域内的管理协调工作。

　　医院质量或监督管理部门为各职能部门的管理协调部门，相关职能部门之间需要协调解决的问题，可向该管理部汇报，由其安排落实。管理部门组织协调后，问题仍然不能解决的，及时汇报院领导，由院领导组织召开工作协调会。对涉及重大质量、安全问题，由医院质量管理部门或监督部门的委员会讨论决定，或提交院长办公会、党委会等讨论。各部门间协调配合不良，影响工作进展或目标完成的，要依据管理协调机制和规定，追究相关人员的责任，并给予相应处罚。

第三章　办公室管理

医院办公室是担负医院行政管理综合事务职责的枢纽部门,办公室应准确定位,强化规范管理意识和组织协调能力,提高规范管理成效,在规范医院管理中发挥积极作用。医院办公室按照工作职能划分,主要包括行政职能、协调服务职能、参谋职能和对外交流职能。随着医疗卫生事业的快速发展和医疗体制改革的深入,医疗市场的竞争也越来越激烈,医院也逐渐向集团化趋势发展。医院的行政管理也从传统的经验型逐渐转向现代职业型,这也意味着医院行政管理工作有了更高标准,医院办公室作为医院的总协调部门,其工作与医院的医疗服务水平有着直接关系。因此,加强医院办公室行政工作的精细化管理对于提升工作效能、提升医院服务水平具有重要意义。

一、医院办公室职责及内容

一般来讲,医院办公室职责及工作内容主要是:拟定医院的工作计划,总结及各种文件等,并负责监督执行;编写大事记;主管全院往来行政文件的收发登记、转递传阅,催办督办、立卷归档;办理上报或下发的有关文件。对来自各方面的各种信息进行收集、加工和综合分析,及时反馈,为领导决策提供信息依据和咨询。通过调查研究,向领导提供可行性方案和建议,起到参谋作用。安排各种行政会议,记好会议记录。负责保管和正确使用医院的公章、介

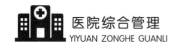
绍信及院长的印章。负责公布院行政会议通过的决定、决议和规章制度,传达上级指示或院长批示,并督促检查。

二、医院办公室管理制度

制定医院办公室管理制度的目的是加强团队凝聚力,提高团队效率,优化团队氛围,确保各项工作的顺利展开,营造良好的办公环境等。医院办公室管理制度包括基本制度、行为准则规范、卫生管理制度、工作及考勤制度、报销制度等等,办公室的基本制度一般有如下内容,各医院实际情况不同,细节不同,但内容和要求基本相同。

(1)安排各种行政会议,负责会议记录以及文件、报告、计划、总结等等文字材料的起草,负责会议纪要、决议的印发,并督促检查执行,及时向院长汇报情况。协助院长处理日常行政事务工作,经常与职能部门沟通。

(2)做好来访、参观等内外宾接待工作,做到安排周密、妥当。

(3)做好行政类文件的收发、登记、编号、传阅、收回及保管工作,针对文件内容,提出拟办意见,对上级机关和有关单位的通知及时汇报有关领导,并请示办理意见。

(4)组织文件的打印装订工作,做到准确及时、清楚,无特殊情况不得拖延。

(5)做好全院文书档案的收集、整理、立卷存档工作,执行保密制度。

(6)搞好对档案室、车辆管理科、电话室、文印室的管理,安排医院总值班工作。

(7)做好医院应急工作任务的组织、协调、督导工作。

(8)院领导交办的临时性工作要尽快完成并随时汇报等等。

三、医院办公室会务工作

会议是机关、企事业单位实施领导和决策的基本方法之一,医院办公室的会务工作也是办公室管理工作中的重要一环。一般情况下会务工作进行有三个步骤：启动工作、工作内容、过程及应对，制定会务方案后，报院领导审定，于每周末发至全院各科室，各科室依据会议安排按时参加会议，承办会议的部门负责会务工作。办公室依据每周会议安排表，提前做好会议相关工作。办公室会务工作的管理者要掌握会议的目的、主题、时间、人员、地点、日程、议程等，进行会务工作分工，明确各项工作负责人及工作纪律等。在开始前，要制定会议的日期、主题、预算、规模、会场等，细节上要与会场管理者详细沟通会议细节及会议所需物料准备，如在单位内部召开的部门会议，则需与会场管理者沟通会场内部布置情况。若为大型会议，则需到会场管理部门商议会议具体安排、签订合同等。准备阶段要备好会议所需物料并清点，会场人员须分工安排确认并督促会场工作人员工作及查看细节，负责人会前要巡查会场。设备要调试定位，有可能出现的意想不到的情况要有应对预案。

会议过程中要安排预设备工作人员，及时协调或处置会议进行过程中可能出现的各种意想不到的状况，统筹会议。会后应清理会场，并组织会务工作小组对工作进行总结。沿用好的经验，补充不足之处，并记录在案，作为会务管理工作的案卷。

四、医院办公室公文

加强医院公文管理，严格公文制发程序，实现医院公文管理规范化，提高公文处理工作的效率和公文的质量，这是医院综合管理中办公室管理的必要，医院办公室公文管理可根据《国家行政机关公文处理办法》的要求，制定符合医院实际的管理制度和要求。具体方式可参考如下办法。

1.以公文性质归类、分发

面向全医院的、需长期执行的制度、规定、办法及上报文件等，应以红头文件形式印发；各职能科室的临时性通知、通报，经分管院长同意并签字后，以科室名义印发。

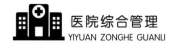

2.常见公文种类

常见的公文种类。决议:用于会议讨论通过的重大决策事项。决定:用于对重要事项作出决策和部署、奖惩有关单位和人员、变更或者撤销下级机关不适当的决定事项。令:用于公布行政法规和规章,宣布施行重大强制性措施、批准授予和晋升衔级、嘉奖有关单位和人员。公报:用于公布重要决定或者重大事项。公告:用于向国内外宣布重要事项或者法定事项。通告:用于在一定范围内公布应当遵守或者周知的事项。意见:用于对重要问题提出见解和处理办法。通知:用于发布、传达要求下级机关执行和有关单位周知或者执行的事项,批转、转发公文。通报:用于表彰先进、批评错误、传达重要精神并告知重要情况。报告:用于向上级机关汇报工作、反映情况、回复上级机关的询问。请示:用于向上级机关请求指示和批准。批复:用于答复下级机关请示事项。议案:用于各级人民政府按照法定程序向同级人民代表大会或者人民代表大会常务委员会提请审议事项。函:适用于不相隶属机关之间商洽工作、询问或答复问题、请求批准和答复审批事项。纪要:用于记载会议主要情况和议定事项等。

3.常用公文格式

公文格式中内容。发文单位:应写全称或规范性简称。发文字号:包括机关简称、年份、字号。公文标题:标明发文机关、发文事项、公文种类。主送机关:位于标题之下,正文之前,顶格书写。正文:公文的内容。成文时间:以院领导签发的日期为准,加盖公章要"骑年盖月"。抄送、抄报机关:位于文件下端,制发机关之上,抄报上级机关的标明"抄报",抄送平行机关、下级机关标明"抄送"。还有制发机关、印发时间、份数等。

4.文件编码

医院文件编码规则:一般文件编码由英文字母与数字组成,以"—"连接,代表:文件归类—文件分发—文件序号—版本号。例如XZGL—ZD—001—01,

代表:行政管理文件—制度—第一个文件—第一版。

科室文件编码规则:文件编码由英文字母与数字组成,以"—"连接,代表:科室名称—文件分类—文件序号版本号。例如XNK—GZSC—001—01,代表:心内科—工作手册—第一册—第一版。

经过审批通过的文件,由文件编写部门按照文件编码规则进行编码登记。

5.制发程序

医院办公室在公文管理中,部门制发公文要严格按照公文制发程序进行。拟稿:医院行文由职能科室草拟,要求条理清楚、文字精练、书写工整、标点明确,结构层次数清楚,如"一"、"(一)"、"1"、"(1)"。文稿须使用蓝黑墨水或碳素墨水书写或打印。核对:由分管院领导负责对文稿进行审核和修正,以加强对发文的管理和控制,提高发文质量。审核:公文送院领导签发之前,应由办公室审核。凡不符合要求的文稿,办公室有权提出修改、补充意见,或退回拟稿科室。签发:凡医院行政或党委红头文件,必须由院长或党委书记签发或授权有关的副职领导批阅并签字。文稿一经签发即成定稿。缮印与校对:缮印要按公文格式进行,分清主次缓急,先印急件,打印出清样后交拟稿人或核对者校稿。发放与归档:公文打印完毕后,交有关科室发放,并认真做好登记。办公室要及时收集文笺、原稿与正式文件,按规定时间移交档案室存档。

五、医院办公室信访

加强医院信访工作建设,实现信访管理规范化、制度化,保障信访人的合法权益,在管理中应结合医院实际,制定相应制度。总体来说,应在制定管理制度中注意和遵循以下要点。

1.要建立医院信访工作领导小组

领导小组组成人员由党委书记、院长组成,副组长由其他院级领导组成,成员由全院各职能后勤科室(部门)主任、副主任等组成,信访办公室设在院

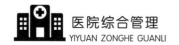

办,可由院办主任担任主任,由一名院办副主任负责信访工作。

2.建立可行的信访方式,畅通渠道,防患未然

信访的方式可根据实际,采用不同的方法。来访:直接到相关科室(部门)当面反映情况。来信:致信相关科室(部门)反映情况。来电:设立信访电话。网络信访:在医院官网或微信公众号、微博等开设专栏,让来访者留言反映情况。

可通过领导接待日、投诉热线等形式,拓宽信访渠道,正确处理来信来访,进一步完善信访服务工作,确保言路畅通、政令畅通,强力构筑信访工作的第一道防线,把矛盾和问题解决在院内,解决在萌芽状态。同时要坚持信访隐患排查,防患于未然。

3.明确责任

实行首接负责制,工作职责范围内的信访(含投诉举报、表扬建议等),相关科室(部门)必须积极受理、认真及时处理;不属于工作职责范围内的,一般投诉可转相关科室,或在半小时内向院办汇报,由院办分配受理科室。没有明确的信访问题,根据职责分工由相关联科室(部门)负责。

4.及时处理

针对信访问题性质、严重程度、急缓等设定处理时限,做出处理意见和结果。医疗纠纷根据相关法律程序和时限另行办理。

5.处理流程

建立完善的信访处理流程,做好倾听信访人诉求,做好信访登记或记录,做好处理意见和处理结果等的存档。不推诿塞责,认真及时办理。定时汇总信访情况,分析信访形势,形成信访情况书面报告,向院级领导汇报。

6.建立奖惩制度

对违反责任制或推诿信访工作者、超过处理时限未反馈结果的、造成不良

社会影响或严重后果的,要依规依法追究责任。信访工作还要纳入医院科室综合目标管理考核,奖优惩劣,形成激励机制。

六、医院办公室调研反馈

加强医院管理工作,需要建立医院办公室信息调研反馈部门,来督导办公室,督促医院各种重要决策部署、重大事项、重点工作的及时落实,加速推动医院发展。信息调研部门的职责涵盖党中央、国务院、国家卫健委、地方政府等的重大决策及重大工作部署,医院自身的发展战略和规划、工作,医院党委会、院长办公会重要决策,绩效考核指标,专项检查、问题整改、医院重大项目、廉政工作、行风工作等的落实情况,以及国有资产保值增值运行情况的督导,重大决策实施中各部门之间的协调等等。

院领导应高度重视医院办公室的调研反馈信息,及时了解基层需求信息,掌握第一手客观资料,根据信息进一步科学调整相关管理方针,确定部门工作职责、工作方法、工作原则等,加强部门的规范化建设,做好部门间的沟通协调和及时有效的处置。

通过调研和信息反馈,医院办公室才能不断优化流程、创新思路,转变工作作风,提高工作效率,搭建沟通协调的桥梁,按照医院管理和督导的宗旨,更加有效地展开工作。

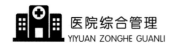

第四章　编制管理

一、人员编设

医院编制指医院的人员编制设定。目前在公立医院,一种是有编制的正式员工,还有一种是人事代理编制。虽然医疗体制改革趋向要取消公立医院的编制,但是仍然保持了事业单位的属性。还有的是没有编制的合同员工,编制不同,在福利待遇、工资水平上都有很多差别,无编制人员相当于临时工。考医院的正式编制一般需要参加卫生类事业单位编制考试,招考信息和报考要求可以在当地人事考试中心或卫生健康局网站上查询,符合报考条件即可报考。

医院非编制招聘形式:一般由医院自行发布招聘通知,也有部分是卫健委和人社局组织的。对比正式编制,整个招聘流程简洁一些,正式聘用也会签订劳动合同,类似企业雇主与员工的性质。

人员编设是医院人员管理的主要手段之一,也是医院综合管理的重要组成部分。正确合理进行人员编设管理,确定各级各类人员合理结构的原则和方法,对保证医院功能的充分发挥、各项任务的圆满完成、促进医院的良性发展,有着十分重要的意义。

二、管理方法

1.编制标准

编制管理应遵循一定的原则、方法、特点,按其系统,科学设编,要结构合理,类别准确,配置科学。首先要确定编制总额。医院人员编制总额的核定,是依据有关主管部门核准的床位数,按一定的人员编制标准核定的。其次要制定科学的编制方案。方案对编制员额、人员编制类别以及岗位、职数、各类人员结构比例等方面要有明确的规定。医院各类人员可参考的比例为:行政和工勤人员约占总编制的30%,其中行政管理人员约占10%;卫生技术人员约占总编制的70%,卫生技术人员中,护理人员约占50%,药剂、检验、放射、医师、其他卫生技术人员约占50%。

其他临床科室负责人要配备科主任,多床位可增设副主任;各科要配护士长,病床多时可设副职。医师要按比例配备主任医师、副主任医师、主治医师、住院医师;另外根据科室情况配备护理人员和助产士等;检验人员、药剂人员、放射人员、中医理疗人员、麻醉人员、助理人员等医技人员的配备按照编制比例结合医院实际进行。行政管理和工勤人员配备,根据医院编制和床位,结合实际情况进行科学配置。

医院人员编制更要讲究科学合理原则。首先遵循功能需要原则,须依据医院的等级、功能、任务,设置不同的编制标准,实行不同的编制管理方法。其次要遵循能力和级别一致原则,使每个工作人员的素质、能力都与其所在的工作岗位、所要求的职级相称。再次要遵循结构科学合理原则,从年龄、知识结构、级别、专业、岗位等方面将人员结构合理化配置,才能使群体组合最优化,各类人员比例合理化,使各项工作有序进行。最后要遵循高效和实时原则。医院人员编制管理还应遵循高效实时原则,因岗设人,使岗位与人员编制在配备上达到优化,用较少的人员完成较多的工作任务,提高医院工作效率;同时根据形势发展,动态管理,满足医院客观实际需求。

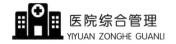

2.约束机制

完善的编制管理背后还需要一些约束机制来促使其贯彻执行,达到优化人力资源结构,提高效率,促进医院良好发展的目的。

这些措施有:征求群众、患者和家属的意见,就改善医疗机构的服务水平以及医疗服务中群众、患者和家属有哪些意见,有哪些不足,应如何改进等向包括医护人员在内的群体进行各种途径的征询。医院管理人员和全体人员集体讨论如何解决人民群众提出的意见、问题,如何提高服务水平?将这些意见和建议记录整理,形成医疗机构的一些规章制度。

医护人员、管理人员开会研讨如何保证规章制度正常运行,令行禁止,约束机制的考核细则与医疗水平、技术水平、服务态度、患者评议等联系,更要与奖金职称、升迁等挂钩。考核细则可根据不同项目,研究出最合理的方案,以最满意的方案为准,不脱离实际,对不具有科学性、人性化,更不好执行方案,不作为考核管理的方案。

3.流动机制

总体来看,目前医院的医生流动状况分为两个方面,一个是医生利用本院休息及节假日兼职其他医院或医疗行业,或者是利用自身的资源和他的一些专业知识、技能去进行创收。这种现象十分普遍。第二是对规范化的流动,还没有完善科学的相关政策和规定,衍生的问题比较多。

医院中的一些人员能上难下,能进难出,人才引进困难,手续烦琐,淘汰、分流等人员问题受多方限制,各种流动渠道不畅。

医院综合管理中需制定人员的动态流动机制,人员能进能出、能上能下,保证队伍活力的同时也能形成竞争机制。建立科学、规范、有章可循的医生流动机制。

首先,要从医生的责任心和他的这个职业道德方面入手。尤其在法制教育、廉政建设、医德医风和这个自身素质建设方面,包括一些专业医疗知识、职业道德修养、责任感这方面加强培训和教育。以防出现一些医疗事故或其他事故,影响这个流动机制的贯彻执行和医院的口碑。

其次,将医院文化作为教育和培训医务人员思想的课程之一。作为增强医院组织凝聚力的主要途径,通过医院文化建设使员工有共同的目标和努力方向,塑造开拓进取的良好院风,扩大医院的知名度,增加医院的社会和经济效益。

第三,建立完善、具体、可执行的规范的医生流动制度。医院应根据国家医疗政策、法规,结合医院自身实际,建立合理的医务人员流动机制,加强对流动医生的管理,同时积极改善医生职业环境,提高执业质量。医院宣传上也要正确引导。院内流动时,医院还应在此方面加大流动机制的财政支出,安排医生的流动时间、工作量,明确医院科室、医生的责、权、利,加强对医生的管理和教育。明确规定在什么样的情况下可以流动,以及流动时产生的效益划分,出现的问题或者医疗事故的担责,机制要合法、合规、细致、规范,并通过一些合同或条约的方式固定下来。在这个流动机制的建立中,打破一些排资论辈的现象,以及重论文轻实践、轻成绩的现象,杜绝无能者、华而不实者、不思进取者等缺乏专业素养和技能的人员占用重要的岗位。

第四,鼓励有专业特长的医生走出去,将一些有名的专家和医生请进来,实现真正的流动。走出去有两个方面,第一个就是鼓励一些高级别的专业医生、师带徒、多培训、育人、带动、提升医院整体学术和专业技能水平,也从而获得更多报酬,提高自己的知名度,提升自己的业务素质。第二个是指:要组织医院的业务骨干和技术人员等走出去,多培训,多学习,多深造,获得更多的专业技能和知识来服务医院,使医院的中间力量更加坚实,为可持续性发展打下基础。请进来,是要将一些有名的专家和名医请到医院,除了使患者能够获得更好的治疗以外,对年轻的医生能起到培训、示范、督促作用,成熟的医疗技术被带到医院,对提升医院的知名度,获得病患的信赖,打造医院的口碑,吸引更多患者就医,从而给医院带来社会和经济效益。

第五,精减人员,按需设岗,建立平等开放,竞争择优的选人用人制度,建立公正公平合理的薪酬体系以及科学公正的绩效考核制度。

最后,要正确处理人员流动的风险。要建立处理风险的相关的制度和预

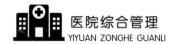

案,以此作为原则和标准,防范和最大限度减少人员流动产生的风险,真正实现人尽其才,能上能下的自由流动机制。

4.优化组合

医院编制方面的优化,首先必须要制定一套合理科学的方案。随着中国医疗事业的发展和医院综合配置、管理的发展,医院的性质、所有制的机构等都发生了重大的变化,虽然中国在1949年以后,曾经发布过两次医院人力资源编制原则,但以前简单的职位分类显然已经不适合现在医院精细化分工的发展要求。医院管理者必须要转变对人事的观念,把人力资源的优化组合作为医院发展的主要资源,通过管理改革和优化,对人力资源进行科学的定位定岗,合理配置人力资源,配置优化是充分发挥人力作用的基础和医院稳定发展的前提。其次要建立科学、合理、公平、公正、有吸引力、有竞争力的薪酬体系。薪酬是医院管理中一个非常重要的工具,如果分配不合理、不科学,不仅影响医疗人员的工作积极性,也会造成医院人才的流失和工作效率的低下,影响医院的整体发展。薪酬体系要公正、公平、科学,要讲究薪酬的结构和水平,要有科学的分析评价和绩效考核,从技能、工作量、完成质量等全面考虑,从患者的满意度,以及医德医风,团队精神等等方面来做综合的考评。这样才能节约人力成本和财力成本,优化组合,使医院处于稳定发展的良性循环之中。

第五章　医疗服务管理

医疗服务管理中的核心是医疗服务制度的科学制定和贯彻落实,这是医院综合管理最重要的一环。医疗服务管理的主要内容涉及医院章程和医疗管理制度,医院章程和制度的完善建立和执行,直接关系到医院医疗服务的发展方向和可持续性发展,医院医疗质量及安全管理制度维系着群众的生命健康,医务团队建设及医疗技术管理制度事关医院发展,服务质量与患者的体验和口碑息息相关,其涉及和关联的管理体系是一个密不可分的整体,任何一个环节都不能松懈,否则管理工作就可能事倍功半。

一、章程、制度

1.章程

章程和制度,能规范医院内部管理结构和权力运行规则,提高医院运行效率,医院要以章程引领医院发展,努力实现医院社会效益与运行效率的有机统一。目前大部分医院并没有符合自己院情的章程,这导致一些医院发展方向不明、功能定位不清,容易在改革发展中迷失方向。章程是医院依法自主办院、实施管理、履行公益性的基本纲领和行为准则。医院应当以章程为依据,制定内部管理制度及规范性文件,提供医疗卫生服务,建立管理机制,落实医

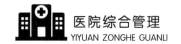

院综合改革的各项政策。医院章程应包括医院的举办主体、医院性质、党建工作要求、经费来源、医院领导人员的选拔任用、内部管理的组织结构、医院自主管理的议事规则和办事程序，以及办医主体、医院、职工的权利义务等内容。

（1）章程的制定

制定章程可参照《关于开展制定医院章程试点工作的指导意见》，该意见指出：各级各类医院，制定章程应坚持三大原则。

第一，因地制宜、分类指导。第二，坚持社会效益优先。公立医院章程要把社会效益放在首位，社会力量举办的医院，也应当坚持社会效益优先原则，保障医疗质量安全。第三，明确公立医院自主运营管理权限。合理界定政府作为公立医院出资人的举办和监督职责，明确公立医院作为事业单位的自主运营管理权限。充分发挥公立医院党委的领导作用。

（2）制定章程原因

第一，能使医院管理有法可依、有章可循。医院章程对医院的价值相当于公司章程对公司的作用，在一定意义上是法人治理的纲领性文件。一个好的章程可以确定一套科学的医院治理体系，创造良好的医院管理秩序，对医院未来的发展奠定坚实基础。医院章程可以理解为是现代医院管理治理的开端。法律是治国之重器，良法是善治之前提。对医疗机构而言，让医院管理有法可依、有章可循有利于实行民主管理和科学决策，不断提高医疗服务质量，充分调动医务人员积极性，实现医院治理体系和管理能力现代化。

第二，能将所有权和经营权分离。实行所有权与经营权分离原则适用于公立医院。现代医院管理中要求医院做到：坚持政事分开、管办分开。合理界定政府作为公立医院出资人的举办监督职责和公立医院作为事业单位的自主运营管理权限，实行所有权与经营权分离。医院各级行政主管部门要创新管理方式，从直接管理公立医院转为行业管理，强化政策法规、行业规划、标准规范的制定和对医院的监督指导职责。所有权与经营权分离，就必须要求医院有自己的章程，来规范医院日常经营管理。医院要以章程为统领，建立健全内部管理机构、管理制度、议事规则、办事程序等，规范内部治理结构和权力运行规则，提高医院运行效率。制定公立医院章程时，要明确党组织在医院内部治理结构中的地位和作用。

第三,能激发医院的创造力和活力。国务院的通知中对现代医院管理制度使用了"鼓励探索创新、尊重地方首创精神、因地制宜、突破创新"表述,公立的医院可结合自身情况制定多样化的医院章程,更有利于激发医院的创造力和活力。对民营医院而言,制定和修订章程更有利于医院的管理和章程的持续改进及完善。

2.制度

医院医疗规章制度涉及的内容很多,每个医院的实际情况不同,分类可能不尽相同,管理也有所不同,但是基本原则和目的一致。医院医疗规章制度核心有:首诊医师负责制度、医师查房制度、会诊制度、护理制度、值班及交接班制度、疑难病例讨论制度、急危重患者抢救制度、术前讨论制度、死亡病例讨论制度、查对制度、手术安全核查制度、手术分级管理制度、新技术和新项目准入制度、"危急值"报告制度、病历管理制度、抗菌药物分级管理制度、临床用血审核制度、信息安全管理制度、消毒隔离制度、处方制度等等。下面就一般情况下一些医院并不特别重视但却事关病患生命安全的"危急值"报告制度内容作为参考,以此说明医疗规章制度的制定越全面、越科学、越细致、越具操作性,越好。

〔医院临床"危急值"报告制度〕

"危急值"的定义:

"危急值"是指当这种检验或检查结果出现时,表明患者可能正处于有生命危险的边缘状态,临床医生需要及时得到检验或检查信息,迅速给予患者有效的干预措施或治疗,就可能挽救患者生命,否则就有可能出现严重后果,失去最佳抢救机会。

"危急值"报告制度的目的:

"危急值"信息,可供临床医生对生命处于危险边缘状态的患者采取及时、有效的治疗,避免病人意外发生,出现严重后果。"危急值"报告制度的制定与实施,能有效增强医技工作人员的主动性和责任心,提高医技工作人员的理论

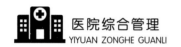
水平,增强医技人员主动参与临床诊断的服务意识,促进临床、医技科室之间的有效沟通与合作。医技科室及时准确的检查、检验报告可为临床医生的诊断和治疗提供可靠依据,能更好地为患者提供安全、有效、及时的诊疗服务。

"危急值"项目及报告范围:

心电检查停搏、急性心肌缺血、急性心肌梗死、致命性心律失常、心室扑动、颤动、室性心动过速、多源性、RonT型室性早搏、频发室性早搏并Q-T间期延长、预激综合征伴快速心室率心房颤动、心室率>180bpm的心动过速、Ⅲ0房室传导阻滞、心室率<40bpm的心动过缓、大于2s的心室停搏。

医学影像检查

CT检查:严重的颅内血肿、挫裂伤、蛛网膜下腔出血的急性期、硬膜下/外血肿、脑疝、急性脑积水、颅脑CT扫描诊断为颅内急性大面积脑梗死(范围达到一个脑叶或全脑干范围或以上),脑出血或脑梗死复查CT,出血或梗死程度加重,与近期摄片对比超过15%以上、腹腔脏器破裂、急性肠梗阻、脏器穿孔、急性阑尾炎、急性出血坏死性胰腺炎、液、气胸,尤其是张力性气胸、CT疑有动脉瘤/肺动脉栓塞者。

超声检查:急诊外伤或行超声介入治疗后见腹腔积液,疑似肝脏、脾脏或肾脏等内脏器官破裂出血的危重病人,急性胆囊炎考虑胆囊化脓并急性穿孔的患者,考虑急性坏死性胰腺炎,怀疑宫外孕破裂并腹腔内出血,大量心包积液合并心包填塞,超声检查发现患者有动脉瘤,急性动静脉血栓形成。

X光检查:气管、支气管异物,液、气胸,尤其是张力性气胸,肺栓塞、肺梗死,食道异物,消化道穿孔、急性肠梗阻或肠梗阻程度较前明显加重者,急性腹痛患者有其他异常X线发现者。

内镜检查:食管或胃底重度静脉曲张和/或明显出血点和/或红色征阳性和/或活动性出血,胃血管畸形、消化性溃疡引起消化道出血,巨大、深在溃疡(引起穿孔、出血),上消化道异物(引起穿孔、出血)。

检验"危急值"报告项目和警戒值:

门诊病人"危急值"报告程序:医技人员发现门诊患者检验或检查出现"危急值"情况,应及时通知急诊科护士站,护士及时登记并通知医生和病员服务站,由病员服务站协助医生及时通知病人或家属取报告,医生在采取相关治疗措施前,应结合临床情况,并向上级医生或科主任报告,必要时与有关人员一起确认标本采取、送检等环节是否正常,以确定是否要重新复检。若门诊医生一时无法通知病人时,应及时向急诊科、医务科报告,白天8h,工作时间外向总值班报告。必要时保卫科应帮助寻找该病人,并负责跟踪落实,做好相应记录。医生须将诊治措施记录在门诊病历中。

住院病人"危急值"报告程序:医技人员发现住院病人"危急值"情况时,检查(验)者首先要确认检查仪器、设备和检验过程是否正常,核查标本是否有错,操作是否正确,仪器传输是否有误,在确认临床及检查(验)过程各环节无异常的情况下,才可以将检查(验)结果发出,立即电话通知病区护士站"危急值"结果,病区接电话者及时报告值班医生及本科室负责人,并做好"危急值"详细登记。

临床医生和护士在接到"危急值"报告电话后,如果认为该结果与患者的临床病情不相符或标本的采集有问题时,应重新留取标本送检。结果超出许可范围,检查(验)科室应重新向临床科室报告"危急值",并在报告单上注明"已复查"。并及时报告临床科室。管床医生或值班医生接报告后,应立即报告上级医生或科主任,并结合临床情况采取相应措施。

值班医生或主管医生需4~6h在病程中记录接收到的"危急值"报告结果和诊治措施。护士站接电话者负责跟踪落实并做好相应记录。

体检科室"危急值"报告程序:医技科室检出"危急值"后,立即打电话向体检科室相关人员或主任报告。体检科室接到"危急值"报告后,需立即通知病人速来医院接受紧急诊治,并帮助病人联系合适的医生,医生在了解情况后应先行给予该病人必要的诊治。体检科室负责跟踪落实并做好相应记录。

医护人员接到患者的"危急值"结果电话通知时,必须进行复述,确认后方可提供给医生使用。

登记管理:

"危急值"报告与接收均遵循"谁报告(接收),谁记录"原则。各临床科室、医技科室应分别建立检查(验)"危急值"报告登记本,对"危急值"处理的过程

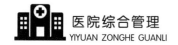

和相关信息做详细记录。

要求：

凡相关科室每月对本制度落实情况进行检查、总结,有持续改进措施的,职能部门定期督导、检查、总结、反馈。

二、医疗质量及安全

在医院综合管理中,医疗质量与安全管理是头等大事,做好相关方案并确保顺利严格执行,对医院及每个患者都非常重要,目的就是通过科学的质量管理,建立正常、严谨的工作秩序,确保医疗质量与安全,杜绝医疗事故的发生,促进医院医疗技术水平、管理水平不断提高。

1.质量安全管理方案

医疗质量安全管理方案的制定在内容上应该是一个完备整体的质量保证体系,要建立院、科质量管理组织,职责明确,配备专兼职人员,负责质量管理工作。其范围是适用于与医院质量管理相关的全部工作。下面以医院质量安全管理方案内容为例,请大家参考、借鉴、斧正。

(1)质量保证体系

①医院设置的质量管理与改进组织(如医疗质量管理委员会、病案管理委员会、药事管理委员会、医院感染管理委员会、输血管理委员会等)要与医院功能任务相适应,人员组成合理,职责与权限范围清晰,能定期召开工作会议,为医院质量管理提供决策依据。图5-1。

②院长作为医院医疗质量管理的第一责任人,应认真履行质量管理与改进的领导与决策职能;其他院领导应切实参与制定、监控质量管理与改进过程。

③医疗、护理、医技职能管理部门行使指导、检查、考核、评价和监督职能。

④临床、医技等科室部门成立质量与安全管理小组,科主任任组长并全面负责本科室医疗质量管理工作。

⑤各级责任人职权和岗位职责明确,具备相应的质量管理与分析技能。

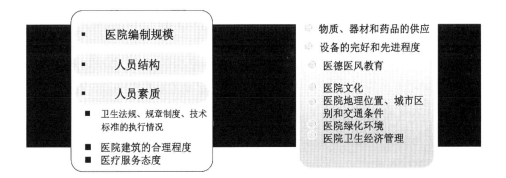

图5-1　影响医疗质量的因素

（2）**制定原则**

质量管理组织要根据上级要求和自身医疗资源、软硬件、各种实际情况,制定符合自己实际的质量管理方案。医疗质量管理与持续改进方案是监督医疗、护理、医技科室日常质量管理与质量的全面、系统的危机管理的书面计划。质量管理方案的主要内容应包括:建立质量管理目标、指标、计划、措施、效果评价及信息反馈等,加强医疗质量关键环节、重点部门和重要岗位的管理。

（3）**健全和落实**

健全医院规章制度和人员岗位责任制度,严格落实医疗质量和医疗安全的核心制度。

（4）**安全教育和意识**

加强全员质量和安全教育,牢固树立质量和安全意识,提高全员质量管理与改进的意识和参与能力,严格执行医疗技术操作规范和常规。医务人员"基础理论、基本知识、基本技能"必须人人达标。

（5）**记录与评价**

质量管理工作应有文字记录,并由质量管理组织形成《医疗质量简报》等报告,定期、逐级上报。通过检查、分析、评价、反馈等措施,持续改进医疗质

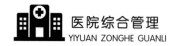
量,将质量与安全的评价结果纳入对医院、科室、员工的绩效评价评估。

（6）**追责与预警**

建立、完善医疗质量管理责任追究的制度与质量危机预警管理运行机制。

（7）**质量管理**

加强基础质量、环节质量和终末质量管理,要用《诊疗常规》和《标准住院流程》指导对患者的诊疗工作,逐步用《临床路径》规范对患者的诊疗行为。

（8）**不良事件处理**

建立完整的不良事件上报和处理程序,及时发现缺陷,纠正错误,实现医疗质量的持续改进。

（9）**结果性指标体系**

建立与完善目前质量管理常用的结果性指标体系,逐步形成结果性指标、结构性指标、过程性指标的监控与评价体系。

2.两级责任制

国家卫生健康委员会《关于进一步加强患者安全管理工作的通知》,进一步提高了对患者安全管理工作的重视程度,明确患者安全管理工作任务。"通知"明确了十项工作措施,要求医疗机构要落实患者安全管理主体责任,将患者安全纳入医疗质量管理和医院管理的整体规划中。实行院、科两级责任制,医疗机构主要负责人是本机构患者安全管理第一责任人,科室、部门主要负责人是本科室、本部门患者安全管理的第一责任人。

院科两级管理是为了加强医院的科学管理,保证各项工作目标的实现,全面完成各项任务,根据医院实际情况,制定院、科两级管理制度。旨在逐步提高科主任和护士长的管理意识和管理能力。

院科两级管理制度的总体要求:医院实行院长负责制,科室实行科主任负责制,全院各级各类人员必须遵守国家的法律法规和各项规章制度,严格履行岗位职责,严格按操作规程办事。做到层级管理清晰,责、权、利明确,严格考核,奖罚分明,使医院逐步走向科学化、现代化管理的轨道。

院科两级管理考核内容:国家有关卫生政策落实情况,上级下达的指令性任务完成情况;各级各类人员履行岗位职责情况;医护质量、安全,服务流程方面情况;社会效益和经济效益指标完成情况;财务与经济管理方面的情况;医院文化建设情况;医院环境卫生情况等。

3.分级管理及护理

2016年颁布施行的《医疗质量管理办法》,明确了医疗质量管理各项要求,并将其中的一系列制度凝练为18项医疗质量安全核心制度。2018年,国家卫生健康委组织相关专家对18项核心制度的定义、内容和基本要求进行了细化,制定并印发了《医疗质量安全核心制度要点》。分级管理及护理是管理制度中重要的一环。

(1)分级护理的定义

分级护理是指患者在住院期间,医护人员根据患者病情和(或)自理能力进行分级别护理。护理级别依据患者病情和自理能力原则上分为四个级别:特级护理、一级护理、二级护理和三级护理。临床护士应实施与患者病情和(或)自理能力相适应的护理级别,并给予相对应的标识提示,从而保障患者安全,提高护理质量。

分级护理制度作为重要的护理工作制度之一,在保证护理服务质量、确定临床护理人员编制、合理配置护理人力资源、制定护理服务收费标准等方面发挥着重要的作用。2013年,国家卫生计生委颁布了中华人民共和国卫生行业标准 WS/T431—2013《护理分级》,明确了分级护理的定义、基本要求以及患者自理能力的评估依据及标准。为使分级护理在临床上更具有可操作性,推进医疗机构临床护理服务质量持续改进,促进优质护理服务持久、深入发展,国家卫生计生委又对分级护理制度的定义、核心要点、护理要求、制度督查量化及落实流程进行了补充和细化。

(2)国家分级护理管理相关指导原则

1982年,卫生部颁布的《医院工作制度》中规定:患者入院后,应根据病情决定其护理级别,划分为特级、一级、二级、三级护理四个级别。2009年,卫生

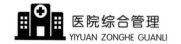
部印发的《综合医院分级护理指导原则(试行)》中提出,依据疾病的轻重缓急和患者的自理能力来确定护理级别,首次将患者的自理能力引入分级护理之中。如何确定患者的自理能力,在文件中没有统一的标准。2013年,国家卫生计生委颁布了中华人民共和国卫生行业标准WS/T431—2013《护理分级》,明确了采用Barthel指数评定量表对日常生活活动进行评定,根据Barthel指数总分,确定自理能力等级,并提出临床护士应根据患者的护理分级和医师制定的诊疗计划,为患者提供护理服务,根据患者护理分级安排具备相应能力的护士。为各级各类医疗机构制定和执行本机构分级护理制度及护理工作服务标准提供了基本依据。

（3）护理级别的适用

护理级别由医护人员根据患者病情和(或)自理能力进行评定。特级护理:适用于维持生命,实施抢救性治疗的重症监护患者;病情危重,随时可能发生病情变化需要进行监护、抢救的患者。一级护理:适用于病情趋向稳定的重症患者;病情不稳定或随时可能发生变化的患者;手术后或者治疗期间需要严格卧床的患者;自理能力重度依赖的患者。二级护理:适用于病情趋于稳定或未明确诊断前,仍需观察,且自理能力轻度依赖的患者;病情稳定,仍需卧床,且自理能力轻度依赖的患者;病情稳定或处于康复期,且自理能力中度依赖的患者。三级护理:适用于病情稳定或处于康复期,且自理能力轻度依赖或无须依赖的患者。

（4）自理能力评估的内容

住院患者的病情由主治医师进行评定,分为病危/抢救、病重/病情不稳、病情稳定/康复期,需根据病情变化及时评定。患者自理能力采用Barthel指数评定量表对日常生活活动,包括进食、洗澡、修饰、穿衣、控制大便、控制小便、如厕、床椅转移、平地行走、上下楼梯10个项目进行评定,将各项得分相加即为总分,根据总分,将自理能力分为重度依赖、中度依赖、轻度依赖和无须依赖四个等级。患者新入院、出院、手术当天、术后第一天时,护士需对患者进行自理能力评分,当出现其他特殊情况,如病情变化等需重新评分。

（5）明确标识护理级别

医疗机构应明确各级护理标识,护理标识需在患者床头卡、床位图(含电子信息卡)等患者信息中体现,使其在护士临床工作中发挥显著的提醒作用。当患者护理级别出现变化时需同步调整护理标识。由于中国医疗机构众多,各医疗机构传统习惯差异较大,建议用颜色来表达护理级别,包括但不限于以下几种。特别护理(特护):一般用红色标记,其护理的对象是病情危重或重大手术后的随时可能发生意外,需要严密观察和加强照护的患者。一级护理:用粉红色标记,表示重点护理,但不派专人守护。二级护理:用蓝色标记,表示病情无危险性,主要是照顾病情稳定的重症恢复期患者,年老体弱、生活不能完全自理、不宜多活动的患者。三级护理:是普通护理,用绿色标记或不做任何标记。

4.安全核心制度

国家卫生健康委员会发布《关于印发医疗质量安全核心制度要点的通知》中要求各级各类医疗机构应当根据要点完善本机构核心制度、配套文件和工作流程,加强对医务人员的培训、教育和考核,确保医疗质量安全核心制度得到有效落实。

医疗质量安全核心制度是指在诊疗活动中对保障医疗质量和患者安全发挥重要的基础性作用,医疗机构及其医务人员应当严格遵守的一系列制度。

医疗质量安全核心制度可以说渗透在医疗机构每一位医务人员每一天的工作当中,只有严格遵守医疗质量安全核心制度,才能最大限度地避免医疗事故的发生。多年以来,医疗核心制度缺乏全国统一的规范要求,各地、各医疗机构对核心制度的理解和认识存在一定区别和偏差,各医疗机构核心制度的定义、内容、要求、操作流程和执行效果也存在一定差别,急需从全国层面进行统一。2016年,国家卫计委以部门规章形式颁布施行《医疗质量管理办法》,进一步建立完善医疗质量管理长效工作机制,明确了医疗质量管理各项要求,促进医疗质量管理工作步入制度化、法治化管理轨道。在"办法"的基础上,为指导地方和医疗机构进一步理解和贯彻落实核心制度,保障医疗质量和患者安

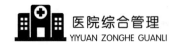

全,卫健委对"办法"提出的18项核心制度的定义、内容和基本要求并进行了细化,组织制定了《医疗质量安全核心制度要点》。因此,在医疗质量安全核心制度方面,中国有了全国统一的标准。

根据《医疗质量管理办法》,医疗质量安全核心制度共18项,分别是:首诊负责制度;三级查房制度;会诊制度;分级护理制度;值班和交接班制度;疑难病例讨论制度;急危重患者抢救制度;术前讨论制度;死亡病例讨论制度;查对制度;手术安全核查制度;手术分级管理制度;新技术和新项目准入制度;病历管理制度;抗菌药物分级管理制度;临床用血审核制度;信息安全管理制度。下面将18项核心制度的定义和核心要求摘录如下,供医院管理者和工作人员参考。

(1)首诊负责制度

①定义

指患者的首位接诊医师(首诊医师)在一次就诊过程结束前或由其他医师接诊前,负责该患者全程诊疗管理的制度。医疗机构和科室的首诊责任参照医师首诊责任执行。

②基本要求

A.明确患者在诊疗过程中不同阶段的责任主体。

B.保障患者诊疗过程中诊疗服务的连续性。

C.首诊医师应当作好医疗记录,保障医疗行为可追溯。

D.非本医疗机构诊疗科目范围内疾病,应告知患者或其法定代理人,并建议患者前往相应医疗机构就诊。

(2)三级查房制度

①定义

指患者住院期间,由不同级别的医师以查房的形式实施患者评估、制定与调整诊疗方案、观察诊疗效果等医疗活动的制度。

②基本要求

A.医疗机构实行科主任领导下的三个不同级别的医师查房制度。三个不同级别的医师可以包括但不限于主任医师或副主任医师-主治医师-住院医师。

B.遵循下级医师服从上级医师,所有医师服从科主任的工作原则。

C.医疗机构应当明确各级医师的医疗决策和实施权限。

D.医疗机构应当严格明确查房周期。工作日每天至少查房2次,非工作日每天至少查房1次,三级医师中最高级别的医师每周至少查房2次,中间级别的医师每周至少查房3次。术者必须亲自在术前和术后24h内查房。

E.医疗机构应当明确医师查房行为规范,尊重患者、注意仪表、保护隐私、加强沟通、规范流程。

F.开展护理、药师查房的可参照上述规定执行。

（3）会诊制度

①定义

会诊是指出于诊疗需要,由本科室以外或本机构以外的医务人员协助提出诊疗意见或提供诊疗服务的活动。规范会诊行为的制度称为会诊制度。

②基本要求

A.按会诊范围,会诊分为机构内会诊和机构外会诊。机构内多学科会诊应当由医疗管理部门组织。

B.按病情紧急程度,会诊分为急会诊和普通会诊。机构内急会诊应当在会诊请求发出后10min内到位,普通会诊应当在会诊发出后24h内完成。

C.医疗机构应当统一会诊单格式及填写规范,明确各类会诊的具体流程。

D.原则上,会诊请求人员应当陪同完成会诊,会诊情况应当在会诊单中记录。会诊意见的处置情况应当在病程中记录。

E.前往或邀请机构外会诊,应当严格遵照国家有关规定执行。

（4）分级护理制度

①定义

指医护人员根据住院患者病情和(或)自理能力对患者进行分级别护理的制度。

②基本要求

A.医疗机构应当按照国家分级护理管理相关指导原则和护理服务工作标准,制定本机构分级护理制度。

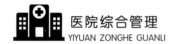

B.原则上,护理级别分为特级护理、一级护理、二级护理、三级护理4个级别。

C.医护人员应当根据患者病情和(或)自理能力变化动态调整护理级别。

D.患者护理级别应当明确标识。

（5）**值班和交接班制度**

①定义

指医疗机构及其医务人员通过值班和交接班机制保障患者诊疗过程连续性的制度。

②基本要求

A.医疗机构应当建立全院性医疗值班体系,包括临床、医技、护理部门以及提供诊疗支持的后勤部门,明确值班岗位职责并保证常态运行。

B.医疗机构实行医院总值班制度,有条件的医院可以在医院总值班外,单独设置医疗总值班和护理总值班。总值班人员需接受相应的培训并经考核合格。

C.医疗机构及科室应当明确各值班岗位职责、值班人员资质和人数。值班表应当在全院公开,值班表应当涵盖与患者诊疗相关的所有岗位和时间。

D.当值医务人员中必须有本机构执业的医务人员,非本机构执业医务人员不得单独值班。当值人员不得擅自离岗,休息时应当在指定的地点休息。

E.各级值班人员应当确保通讯畅通。

F.四级手术患者手术当日和急危重患者必须床旁交班。

G.值班期间所有的诊疗活动必须及时记入病历。

H.交接班内容应当专册记录,并由交班人员和接班人员共同签字确认。

（6）**疑难病例讨论制度**

①定义

指为尽早明确诊断或完善诊疗方案,对诊断或治疗存在疑难问题的病例进行讨论的制度。

②基本要求

A.医疗机构及临床科室应当明确疑难病例的范围,包括但不限于出现以下情形的患者:没有明确诊断或诊疗方案难以确定、疾病在应有明确疗效的周期内未能达到预期疗效、非计划再次住院和非计划再次手术、出现可能危及生命或造成器官功能严重损害的并发症等。

B.疑难病例均应由科室或医疗管理部门组织开展讨论。讨论原则上应由科主任主持,全科人员参加。必要时邀请相关科室人员或机构外人员参加。

C.医疗机构应统一疑难病例讨论记录的格式和模板。讨论内容应专册记录,主持人需审核并签字。讨论的结论应当记入病历。

D.参加疑难病例讨论的成员中应当至少有2人具有主治及以上专业技术职务任职资格。

（7）急危重患者抢救制度

①定义

指为控制病情、挽救生命,对急危重患者进行抢救并对抢救流程进行规范的制度。

②基本要求

A.医疗机构及临床科室应当明确急危重患者的范围,包括但不限于出现以下情形的患者:病情危重,不立即处置可能存在危及生命或出现重要脏器功能严重损害;生命体征不稳定并有恶化倾向等。

B.医疗机构应当建立抢救资源配置与紧急调配的机制,确保各单元抢救设备和药品可用。建立绿色通道机制,确保急危重患者优先救治。医疗机构应当为非本机构诊疗范围内的急危重患者的转诊提供必要的帮助。

C.临床科室急危重患者的抢救,由现场级别和年资最高的医师主持。紧急情况下医务人员参与或主持急危重患者的抢救,不受其执业范围限制。

D.抢救完成后6h内应当将抢救记录记入病历,记录时间应具体到分钟,主持抢救的人员应当审核并签字。

（8）术前讨论制度

①定义

指以降低手术风险、保障手术安全为目的,在患者手术实施前,医师必须对拟实施手术的手术指征、手术方式、预期效果、手术风险和处置预案等进行

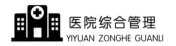

讨论的制度。

②基本要求

A.除以紧急抢救生命为目的的急诊手术外,所有住院患者手术必须实施术前讨论,术者必须参加。

B.术前讨论的范围包括手术组讨论、医师团队讨论、病区内讨论和全科讨论。临床科室应当明确本科室开展的各级手术术前讨论的范围并经医疗管理部门审定。全科讨论应当由科主任或其授权的副主任主持,必要时邀请医疗管理部门和相关科室参加。患者手术涉及多学科或存在可能影响手术的并发症的,应当邀请相关科室参与讨论,或事先完成相关学科的会诊。

C.术前讨论完成后,方可开具手术医嘱,签署手术知情同意书。

D.术前讨论的结论应当记入病历。

(9)死亡病例讨论制度

①定义

指为全面梳理诊疗过程、总结和积累诊疗经验、不断提升诊疗服务水平,对医疗机构内死亡病例的死亡原因、死亡诊断、诊疗过程等进行讨论的制度。

②基本要求

A.死亡病例讨论原则上应当在患者死亡1周内完成。尸检病例在尸检报告出具后1周内必须再次讨论。

B.死亡病例讨论应当在全科范围内进行,由科主任主持,必要时邀请医疗管理部门和相关科室参加。

C.死亡病例讨论情况应当按照本机构统一制定的模板进行专册记录,由主持人审核并签字。死亡病例讨论结果应当记入病历。

D.医疗机构应当及时对全部死亡病例进行汇总分析,并提出持续改进意见。

(10)查对制度

①定义

指为防止医疗差错,保障医疗安全,医务人员对医疗行为和医疗器械、设施、药品等进行复核查对的制度。

②基本要求

A.医疗机构的查对制度应当涵盖患者身份识别、临床诊疗行为、设备设施运行和医疗环境安全等相关方面。

B.每项医疗行为都必须查对患者身份。应当至少使用两种身份查对方式,严禁将床号作为身份查对的标识。为无名患者进行诊疗活动时,须双人核对。用电子设备辨别患者身份时,仍需口语化查对。

C.医疗器械、设施、药品、标本等查对要求按照国家有关规定和标准执行。

（11）手术安全核查制度

①定义

指在麻醉实施前、手术开始前和患者离开手术室前对患者身份、手术部位、手术方式等进行多方参与的核查,以保障患者安全的制度。

②基本要求

A.医疗机构应当建立手术安全核查制度和标准化流程。

B.手术安全核查过程和内容按国家有关规定执行。

C.手术安全核查表应当纳入病历。

（12）手术分级管理制度

①定义

指为保障患者安全,按照手术风险程度、复杂程度、难易程度和资源消耗不同,对手术进行分级管理的制度。

②基本要求

A.按照手术风险性和难易程度不同,手术分为四级。具体要求按照国家有关规定执行。

B.医疗机构应当建立手术分级管理工作制度和手术分级管理目录。

C.医疗机构应当建立手术分级授权管理机制,建立手术医师技术档案。

D.医疗机构应当对手术医师能力进行定期评估,根据评估结果对手术权限进行动态调整。

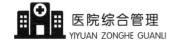

（13）新技术和新项目准入制度

①定义

指为保障患者安全，对于本医疗机构首次开展临床应用的医疗技术或诊疗方法实施论证、审核、质控、评估全流程规范管理的制度。

②基本要求

A.医疗机构拟开展的新技术和新项目应当为安全、有效、经济、适宜，能够进行临床应用的技术和项目。

B.医疗机构应当明确本机构医疗技术和诊疗项目临床应用清单并定期更新。

C.医疗机构应当建立新技术和新项目审批流程，所有新技术和新项目必须经过本机构相关技术管理委员会和医学伦理委员会审核同意后，方可开展临床应用。

D.新技术和新项目临床应用前，要充分论证可能存在的安全隐患或技术风险，并制定相应预案。

E.医疗机构应当明确开展新技术和新项目临床应用的专业人员范围，并加强新技术和新项目的质量控制工作。

F.医疗机构应当建立新技术和新项目临床应用动态评估制度，对新技术和新项目实施全程追踪管理和动态评估。

G.医疗机构开展临床研究的新技术和新项目按照国家有关规定执行。

（14）危急值报告制度

①定义

指对提示患者处于生命危急状态的检查、检验结果建立复核、报告、记录等管理机制，以保障患者安全的制度。

②基本要求

A.医疗机构应当分别建立住院和门急诊患者危急值报告具体管理流程和记录规范，确保危急值信息准确，传递及时，信息传递各环节无缝衔接且可追溯。

B.医疗机构应当制定可能危及患者生命的各项检查、检验结果危急值清单并定期调整。

C.出现危急值时,出具检查、检验结果报告的部门报出前,应当双人核对并签字确认,夜间或紧急情况下可单人双次核对。对于需要立即重复检查、检验的项目,应当及时复检并核对。

D.外送的检验标本或检查项目存在危急值项目的,医院应当和相关机构协商危急值的通知方式,并建立可追溯的危急值报告流程,确保临床科室或患方能够及时接收危急值。

E.临床科室任何接收到危急值信息的人员应当准确记录、复读、确认危急值结果,并立即通知相关医师。

F.医疗机构应当统一制定临床危急值信息登记专册和模板,确保危急值信息报告全流程的人员、时间、内容等关键要素可追溯。

（15）病历管理制度

①定义

指为准确反映医疗活动全过程,实现医疗服务行为可追溯,维护医患双方合法权益,保障医疗质量和医疗安全,对医疗文书的书写、质控、保存、使用等环节进行管理的制度。

②基本要求

A.医疗机构应当建立住院及门急诊病历管理和质量控制制度,严格落实国家病历书写、管理和应用相关规定,建立病历质量检查、评估与反馈机制。

B.医疗机构病历书写应当做到客观、真实、准确、及时、完整、规范,并明确病历书写的格式、内容和时限。

C.实施电子病历的医疗机构,应当建立电了病历的建立、记录、修改、使用、存储、传输、质控、安全等级保护等管理制度。

D.医疗机构应当保障病历资料安全,病历内容记录与修改信息可追溯。

E.鼓励推行病历无纸化。

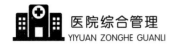
（16）抗菌药物分级管理制度

①定义

指根据抗菌药物的安全性、疗效、细菌耐药性和价格等因素，对抗菌药物临床应用进行分级管理的制度。

②基本要求

A.根据抗菌药物的安全性、疗效、细菌耐药性和价格等因素，抗菌药物分为非限制使用级、限制使用级与特殊使用级三级。

B.医疗机构应当严格按照有关规定建立本机构抗菌药物分级管理目录和医师抗菌药物处方权限，并定期调整。

C.医疗机构应当建立全院特殊使用级抗菌药物会诊专家库，按照规定规范特殊使用级抗菌药物使用流程。

D.医疗机构应当按照抗菌药物分级管理原则，建立抗菌药物遴选、采购、处方、调剂、临床应用和药物评价的管理制度和具体操作流程。

（17）临床用血审核制度

①定义

指在临床用血全过程中，对与临床用血相关的各项程序和环节进行审核和评估，以保障患者临床用血安全的制度。

②基本要求

A.医疗机构应当严格落实国家关于医疗机构临床用血的有关规定，设立临床用血管理委员会或工作组，制定本机构血液预订、接收、入库、储存、出库、库存预警、临床合理用血等管理制度，完善临床用血申请、审核、监测、分析、评估、改进等管理制度、机制和具体流程。

B.临床用血审核包括但不限于用血申请、输血治疗知情同意、适应证判断、配血、取血发血、临床输血、输血中观察和输血后管理等环节，并全程记录，保障信息可追溯，健全临床合理用血评估与结果应用制度、输血不良反应监测和处置流程。

C.医疗机构应当完善急救用血管理制度和流程，保障急救治疗需要。

（18）**诊疗信息安全管理制度**

①定义

按照信息安全管理相关法律法规和技术标准要求,对医疗机构患者诊疗信息的收集、存储、使用、传输、处理、发布等进行全流程系统性保障的制度。

②基本要求。

A.医疗机构应当依法依规建立覆盖患者诊疗信息管理全流程的制度和技术保障体系,完善组织架构,明确管理部门,落实信息安全等级保护等有关要求。

B.医疗机构主要负责人是医疗机构患者诊疗信息安全管理第一责任人。

C.医疗机构应当建立患者诊疗信息安全风险评估和应急工作机制,制定应急预案。

D.医疗机构应当确保实现本机构患者诊疗信息管理全流程的安全性、真实性、连续性、完整性、稳定性、时效性、溯源性。

E.医疗机构应当建立患者诊疗信息保护制度,使用患者诊疗信息应当遵循合法、依规、正当、必要的原则,不得出售或擅自向他人或其他机构提供患者诊疗信息。

F.医疗机构应当建立员工授权管理制度,明确员工的患者诊疗信息使用权限和相关责任。医疗机构应当为员工使用患者诊疗信息提供便利和安全保障,因个人授权信息保管不当造成的不良后果由被授权人承担。

G.医疗机构应当不断提升患者诊疗信息安全防护水平,防止信息泄露、毁损、丢失。定期开展患者诊疗信息安全自查工作,建立患者诊疗信息系统安全事故责任管理、追溯机制。在发生或者可能发生患者诊疗信息泄露、毁损、丢失的情况时,应当立即采取补救措施,按照规定向有关部门报告。

5.感染管理制度

医院感染是指住院病人在医院内获得的感染,包括在住院期间发生的感染和在医院内获得出院后发生的感染,但不包括入院前已开始或者入院时已处于潜伏期的感染。医院工作人员在医院内获得的感染也属医院感染。广义

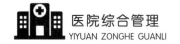
地讲,医院感染的对象包括住院病人、医院工作人员、门急诊就诊病人、探视者和病人家属等,这些人在医院的区域里获得感染性疾病均可以称为医院感染,但由于就诊病人、探视者和病人家属在医院的时间短暂,获得感染的因素多而复杂,常难以确定感染是否来自医院,故实际上医院感染的对象主要是住院病人和医院工作人员。

《医院感染管理办法》第九条规定:卫生部成立医院感染预防与控制专家组,成员由医院感染管理、疾病控制、传染病学、临床检验、流行病学、消毒学、临床药学、护理学等专业的专家组成。主要职责是:研究起草有关医院感染预防与控制、医院感染诊断的技术性标准和规范;对全国医院感染预防与控制工作进行业务指导;对全国医院感染发生状况及危险因素进行调查、分析;对全国重大医院感染事件进行调查和业务指导;完成卫生部交办的其他工作。

医院感染管理制度内容包括以下几个方面,制定管理制度时要围绕这些内容和方面,在参照国家医疗卫生部门规定和要求的前提下,可做进一步科学细化。

门诊的医院感染管理;发热门诊的医院感染管理;治疗室的医院感染管理;病房的医院感染管理;产房的医院感染管理;手术室的医院感染管理;供应室的医院感染管理;检验科的医院感染管理;消毒药械的管理;一次性使用无菌医疗用品的管理;治疗室医院感染预防、控制措施;医务人员医院感染预防、控制措施。

医院感染管理制度可参考工作制度、报告制度、培训教育制度、手卫生制度、器械消毒制度、医疗废物管理制度、耐药菌感染预防控制制度、传染病疫情监测报告管理制度、预防保健制度等方面的制定和管理。

一是认真贯彻执行《中华人民共和国传染病防治法》《中华人民共和国传染病防治法实施细则》及《医院感染管理办法》的有关规定,医院感染管理是院长重要的职责,是医院质量与安全管理工作的重要组织部分。

二是医院设立医院感染管理委员会、独立的医院感染管理部门和临床医院感染管理小组,实行三级网络医院感染管理。建立与完善医院感染突发事件应急管理程序与措施。

三是制定和实施医院感染管理与监控方案、对策、措施、效果评价和登记报告制度,确定临床预防和降低医院感染的重点管理项目,并作为医院质量管理的重要内容,定期或不定期进行核查。

四是将对医务人员的消毒、隔离技术操作定期考核与医院感染管理指标的完成情况,纳入定期科室医疗质量管理与考核的范围,并定期向医务人员与管理部门通报。

五是建立医院感染控制的在职教育制度,定期对医院职工进行预防医院感染的宣传与教育。

六是规范消毒、灭菌、隔离与医疗废物管理工作,严格执行无菌技术操作、消毒隔离工作制度,加强感染性疾病科、口腔科、手术室、重症监护室、新生儿病房、内窥镜室、血液透析室、导管室、临床检验部门和消毒供应室等重点部门的医院感染管理与监测工作。

七是执行《抗菌药物临床应用指导原则》,提高抗菌药物临床合理应用水平。制定和完善医院抗菌药物临床应用实施细则,坚持抗菌药物分级使用。开展临床用药监控,实施抗菌药物用量动态监测及超常预警,对过度使用抗菌药物的行为及时予以干预。

八是按照《医疗废物管理条例》《医疗卫生机构医疗废物管理办法》的规定对医疗废物进行有效管理,并有医疗废物流失、泄漏、扩散和意外事故的应急方案。

6.质量安全教育

医疗质量主要是指医疗服务的及时性、有效性和安全性,又称诊疗质量。它不仅涵盖诊疗质量的内容,还强调病人的满意度、医疗工作效率、医疗技术经济成果以及医疗的连续性和系统性,又称医院医疗服务质量。

医疗安全是指医院在实施医疗保健过程中,患者不发生法律和法规允许范围以外的心理机体结构或功能损害、障碍、缺陷或死亡。其核心是医疗质量。影响医疗质量与安全的主要因素有医源性的因素(主要指医务人员言行不当,给患者造成不安全和不安全的结果)、医疗技术要源性因素、院内因素、

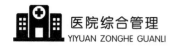
设备器材及组织管理因素等。

（1）定期开展质量安全教育

医疗安全是保证病患生命安全的前提,作为治病救人方的医院和义务人员,质量安全教育必不可少,制定相关制度时要将这方面的培训教育务必通过制度体现和执行。首先要开展医疗安全教育工作。第二是根据诊疗科目及医疗设备制定安全操作规范,做安全教育的主要内容。三是进行三级医疗质量与安全培训。三级医疗质量与安全培训里面包括:入院培训、科室岗位培训、现场培训。第四是职能部门对科室医疗质量和安全培训进行考核,并纳入医疗质量控制体系。

（2）预防不良事件教育培训

卫生部将医疗不良事件分为四类:一类为警告事件,是指患者非预期的死亡,或是非疾病自然进展过程中造成永久性功能丧失。二类为不良后果事件,指在疾病医疗过程中是因诊疗活动而非疾病本身造成的病人机体与功能损害。三类是未造成后果的事件,虽然发生了错误事实,但未给病人机体与功能造成任何损害,或有轻微后果而不需任何处理可完全康复。四是隐患事件,由于及时发现错误,未形成事实。不良事件的预防教育在医疗质量安全里也是必备的内容。

（3）医疗质量与安全管理内容

教育培训内容中管理主题、人员、发现的问题、给出的措施、制定的计划、由什么人负责以及具体分工、在什么时间内完成、达到怎样的目标等等,这些在相关制度和规定中必须明确。

（4）预防医疗安全隐患教育培训

医疗安全隐患一般有以下几个方面,在教育和培训中应兼顾各个方面,培训教育尽量不留死角,从各种可能发生隐患的因素和条件积极入手,提前防范。

①医务人员导致的安全隐患

医疗差错事故的发生原因主要来自于人的因素,主要有四个方面。

A.使命感意识和责任心不强。少数医务人员缺乏救死扶伤的使命感,没有事业心和工作责任心,工作中疏忽大意,履行职责不认真,规章制度和医疗操作规程执行不严,擅离职守,诊断治疗不认真,检查观察病人不细致,处置治疗不及时,导致病人病情加重和机体损害。

B.安全责任意识差,执行制度不严。近年来,尽管医院制定了一系列的安全管理方面的规章制度,但多数医疗安全的核心制度执行不严。如首诊负责制度、三级医师查房制度、疑难病例讨论制度、会诊制度、危重患者抢救制度等,进而导致医疗差错和事故的发生。

C.钻研业务动力不足,技术水平不高。医学是一门综合性、实践性很强的科学,知识的更新快,要求医务人员要不断学习和总结,既要有扎实的医学理论功底,又要有精湛的临床操作技术。但少数医务人员学习业务不认真,不求上进,工作马虎,遇到疑难问题既不查阅资料,又羞于请教他人,技术水平不高,导致病人误诊误治。

D."以人为本"的观念淡薄,医患沟通不到位。患者在接受医疗服务时,他们需要被关怀、被尊重、被接纳,需要了解他的病情和诊疗方案,需要安全感并渴望早日康复。这需要医护人员认真地沟通和解释,但少数医务人员"以病人为本"的观念淡薄,以自己为中心,缺乏对患者负责的基本素质,沟通意识不强,态度不积极,方式不得当,解释不到位,对应该让患者知道的内容不认真宣教,对患者不应该知道的内容随意乱说,还有的医务人员服务意识淡化,言语生硬,态度蛮横,引发患者的反感、猜疑和采取不合作的态度,容易导致医患矛盾和安全质量事件发生。

②医疗设备存在的安全隐患

主要有三个方面的表现:一是医疗器械使用不当带来的隐患。主要表现在使用仪器设备没有严格按照操作规程进行,没有做必要的调整和检查,使设备电器的安全、机械的安全、物理的安全等风险控制在不可接受的范围,给患者带来严重伤害。二是维修保养不善带来的隐患。医疗仪器在使用过程中需要定期的维护保养,但是器械维修技术力量不足,水平偏低。三是医疗器械安全指标不明确。如保护接地、防漏电、防电击等。超出标准规定值的能量容易给患者和操作者带来不易察觉的潜在危险。

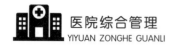
③药品管理存在的安全隐患

随着中国药品标准的逐步提高,对药品储存条件的要求也越来越高。日光、空气、湿度、时间都是影响药品质量的重要因素,药品因储存不当,不仅导致疗效降低,而且使药物毒副作用增加。一些药品需在冷藏条件下保存,在高温季节未采取必要的冷藏措施,导致药品变质。在合理用药方面仍存在"纸上谈兵"现象。配伍禁忌不合理用药在处方中也占有一定的比例,导致了药品安全性降低。另外,对过期药品管理存在漏洞。尤其是一些不常用的急救药品,经常出现过期现象,这是药品安全的一大隐患。

④医疗管理存在的安全隐患。

医院管理是一个综合系统,各系统要协同一致,紧密配合,管理上要能联动,能独立,能协同,做到无缝对接,才能最大限度预防医疗质量和安全事件的发生。

⑤其他方面的隐患

医院在消防、硬件设施、配套服务上出现一些问题或运转不周,或遭遇突发事件等都可能引起隐患,故在各个环节和链条必须有严格的管理制度和教育培训。进行教育培训应提前,从思想和制度上进行防范。

7.质量监测和评价

医疗质量与安全监测和评价要以其核心内容为目标,科学制定管理制度。医疗质量的监测内容和方式一般包含这些方面:第一是临床科室和个人,可用书面、电话等方式把了解和掌握的医疗质量隐患及时反映到医教管理部门。第二是临床科主任为科室医疗质量监管的第一责任人,负责本科室的医疗质量管理、监测。第三是管理部门每季度进行一次全院医疗质量大检查,深入了解各临床科室的医疗质量管理情况,在检查中发现的医疗质量问题,当面向科室负责人反馈,提出整改意见并监督整改,通报医疗质量检查结果及考核评估工作,管理部门对医疗流程、医疗设施和患者群体等方面存在的安全隐患,要及时制定安全目标、处置预案和处理措施,防范医疗事故的发生。第四是定期对科室医疗质量进行分析和评估,对医疗质量薄弱环节提出整改措施并组织实施,持续改进。第五是健全医疗质量管理人才的培养和考核制度,把控质量,提升医疗工作,提升患者舒适度和满意度。

医疗质量评价的主要内容和方式一般包含:反映提供医疗服务的基础、规模以及潜在能力的评价,包括人力资源、组织机构和组织形式、学科与技术水平、设备设施与环境、药品和医疗物资供应等的评价;医疗过程质量的评价,包括诊疗过程质量、病历质量、与诊疗过程相关的规章制度的执行情况的评价;医疗效果的评价,包括通过主要医疗质量指标评价医疗服务的效果、通过量表方式获得健康状况测量结果以及医疗质量满意程度等。方式一般有:临床科室每个月召开一次医疗质量与安全会,围绕管理、医疗技术制度、规章制度落实等,解析评价医疗质量;全院医疗质量评价工作由医疗质量管理委员会负责,对平时的医疗质量大检查中发现的医疗质量问题进行客观评价,对严重违反医疗质量安全的责任人提出处理意见,对医疗质量管理提出整改措施并监督落实。

医疗质量与安全监测指标:可分为五个方面:住院患者医疗质量与安全监测指标;单病种质量指标;重症医学(ICU)的监测指标;合理使用抗菌药的监测指标;医院感染控制的监测指标。

三、医务团队建设

团队是由员工、管理层和领导层组成的一个共同体,为了共同的目标组合在一起,该共同体合理利用每一个成员的知识和技能,协同工作、相互信任并承担责任,解决问题,以实现这个目标。团队的要素主要包含四部分:团队领导、团队成员、工作方式、团队目标。要在队中弘扬"大雁"精神,树立"一盘棋"思想,一个好的团队,各成员之间是互补的,能顾全大局、密切合作、相互支持。

1.医院文化建设

(1)医院文化概念

医院文化有广义和狭义之分。广义的医院文化泛指医院主体和客体在长

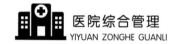

期的医学实践中创造的特定的物质财富和精神财富的总和。包括医院硬文化和医院软文化两大方面。医院硬文化主要是指医院内的物质状态：医疗设备、医院建筑、医院环境、医疗技术水平和医院效益等有形的东西，其主体是物。医院软文化是指医院在历史发展过程中形成的具有本医院特色的思想、意识、观念等意识形态和行为模式以及与之相适应的制度和组织结构，其主体是人。医院硬文化是医院软文化形成和发展的基础；而医院软文化一旦形成则对医院硬文化具有反作用。现在，两者是有机整体，彼此相互制约，又互相转换。狭义的医院文化是指医院在长期医疗活动中逐渐形成的以人为核心的文化理论、价值观念、生活方式和行为准则等等，即医院软文化。

医院文化，主导它的是一种精神价值观，一个医院在发展的过程中，组织的氛围、组织的价值观是逐步形成的，是存在于组织体内的，这种文化的核心价值观是需要提炼的。靠医院全体职工去提炼，并能保证每个员工的认可。有了共同的价值观，就可以以此来制定和执行各项制度和标准，就可以以此来指导每个人的行动，来规范人的行为。

（2）医院文化建设的内容特征

无论是挽救生命、造福大众的高尚性，崇尚科学的智慧性，冒风险、不顾危险的奉献性，生命和鲜血同在的热情性，还是协同会诊的团结性等等，都是医院文化建设的基本内容特征。文化建设不仅要在这些方面以制度作为基本准则，医院文化还要和医院服务所具有的公益性、事业性、商业性、常规性、突发性等特点相适应。医院的文化不仅仅是给人看的，更重要的是为病人恢复健康的。医院文化建设质量将直接影响到医院的收诊率和效益，对医院员工队伍作风、技能素质、团队建设的作用和医院形象和品牌提升的作用影响巨大。

构建医院文化体系要由文化表层的物质文化向深层的精神文化渗透，并日渐形成它独特的文化结构层次。这个层次目前一般分为四个层面，即：表层的物质文化，由院容院貌、就医环境、医务人员的仪容仪表等硬件外表所构成，是医院在社会上外在形象的集中表现。浅层的行为文化，由医务人员在诊疗过程中和医务人员之间交往中所产生的活动文化所构成，是医院经营风貌和职工面貌等的集中表现。中层的制度文化，它是一种观念在形式上发生了转变,成为医院表层文化和浅层文化的支撑点,是一种强制的文化。深层的精神文化,是医院文化中的核心文化,是医院经营管理中形成的独特的意识形态和文化观念。加强医院文化建设是每个医院管理者必须重视和面对的现实问题。

（3）文化建设方式方法

一是在制度上,要完善培训机制,重视教育投入,不断提升医院的文化层次,积累文化资本。二是在观念上,要倡导终身学习、不进则退的思想理念,充分理解"学习型医院"的含义。三是在行动上,要创造条件营造良好的环境,把医院文化建设当作一种觉悟、责任、境界和生存能力来宣传和弘扬。四是在形式上,要抓住重点,采取多种方式,以点带面,对职工进行教育。

2.领导团队

医院团队建设是一个复杂长期的过程,最重要的是要平衡好五大核心力量(领导力、执行力、沟通力、技术力、归属感),完成医护人员的使命,发挥团队的潜力,为医院打造一个真正优秀的团队。这里面的领导力,说的就是团队领导是第一位的存在。

一个优秀的团队一定存在一个核心力量,这个核心力量表现出来的外在形式就是团队的领导。构建独特的领导力,需要团队领导敢于管理,能够管理,善于管理。首先,要打造团队的领导力,这需要团队领导自身拥有独特的人格魅力,对医院的发展规划有独特的见解和主张,比团队成员看得更高更远。其次,给予下属更多自由发挥的空间,既让他们拥有自由发挥的能力,又能够适度调控每一位成员的前进方向,让他们在成长的道路上少走一些弯路。

目前,中国医疗系统基本实行的是党委领导下的院长负责制,团队领导力体现的基础是院长负责制。要改变一个医院,首先需要改变院长,因为院长改变了,核心领导团队才能改变;核心领导改变了,中层干部才能改变;中层干部改变了,职工才能改变;职工改变了,服务才能改变;服务改变了,老百姓的满意度才能改变,医院的命运才能改变。一切的变,必须从院长开始,从核心领导层开始,否则,医院的命运是不可能改变的。

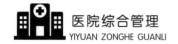

（1）科学规划

规划只是一个帮助过程，而不是代替医院的领导或者员工去做什么。内因是变化的根据，外因是变化的条件，外因要通过内因而起作用。因此，如果内因不起作用，外因就无法介入。规划有阶段性，可分几个阶段完成。每个阶段都有重点要实施的工程，总体目的就是要通过实施一系列循序渐进的工程，达到使医院不断发展的目的，包括形象工程、优质服务工程、人才培养与员工激励工程、制度建设与质量控制工程、文化建设工程、品牌经营工程、客户服务工程、市场营销工程等。

（2）领导层的执行力

再好的规划如不去执行，也等于零。管理的灵魂不在于知，而在于行。如果执行，一招就灵；如果不执行，一万招也等于零。执行力涉及战略、过程和人员三大要素。执行力首先取决于院长的决心，如果院长下决心要改变，就容易取得成功，如果院长自己含含糊糊、犹犹豫豫，那就很难做成什么事。决心决定成败。执行力也取决于院长的领导力，包括院长的眼光、观念、战略思想、个人魅力等。领导力就是影响力、号召力、鼓动力，实际上是个人的领导魅力。能不能团结人，能不能用好人，院长的素质至关重要。

院长决定了医院的命运，有什么样的院长，就会有什么样的医院，因为有什么样的院长就会有什么样的核心领导，有什么样的核心领导，就会有什么样的中层干部，有什么样的中层干部就会有什么样的员工，有什么样的员工就会有什么样的医院。

没有不行的员工，只有不行的领导。为什么一家医院换一个院长，医院还是那个医院，设备还是那样的设备，员工还是那些员工，但医院却可以迅速发展起来。

如果院长下决心去做的事情还很难做，那就是院长的方法手段还不行，可能是院长没有协调好相互关系，可能是院长内部管理的手段不是那么有效。核心领导不能统一认识，员工的积极性不能被充分调动起来。执行力还取决于核心领导团队，没有一个团结、务实的核心领导团队，就无法执行一些损害个人及小团体利益的规划方案。执行力还取决于中层干部的基本素质，取决于核心领导层对中层干部的管理模式和激励机制。中层干部是方案的直接执行者，这是执行力的终端。要对中层干部进行系统的培训，提高他们的基本素质和管理能力，同时还要采用必要的激励机制。

（3）高效核心管理团队

医院的发展首先取决于科学的决策、有效的领导和公平、公正的管理。医院是一个大团队、大集体，要打造一个高绩效的团队，必须先打造一个高绩效的核心管理团队。医院发展的前途完全掌握在核心领导层的手中。

一个高效的团队，必须具备以下几个条件：一是要有一个高绩效的团队领导，这就是院长。二是有一个共同的愿景或目标，核心领导必须有一个共同的奋斗目标。三是这个团队由高素质的成员组成，他们不仅愿意在一起合作，而且在能力和个性上能取长补短。四是有团队合作的精神。五是有独特的团队激励机制，能满足个人的发展愿望。六是团队成员愿意为了团队的利益牺牲个人的利益。

核心领导团队建设首先要统一核心领导的思想。核心领导层必须对医院的发展战略有一个统一的认识，形成共识。医院的发展目标是什么？发展方向是什么？指导思想是什么？指导方针是什么？战略重点是什么？战略步骤是什么？战略措施是什么……医院需要做一次完整的发展战略研究，结合科学规划、决策过程，通过组织讨论，明确本医院的发展战略。战略步骤可以从改造环境、布局和流程，包括物质环境、人文环境、信息环境；改变员工的观念，提高素质；提供优质服务，提高服务水平和服务质量；改变管理理念，加强制度建设和文化建设；改变机制，包括合作机制、奖励机制和激励机制；开展全面营销，占领更大的市场份额；实施系统的形象工程，进入规范化经营阶段；实施品牌经营工程，发展特色和独特性，提高竞争力；实施完整的客户服务工程，维护客户忠诚和客户关系；改变体制，包括管理体制、人事制度和分配制度等等方面进行因地制宜的管理。

核心领导团队建设还需要建立全局意识和整体观念。最大的成本是没有竞争，最难的事情是合作。领导团队要调整心态，摆正自己的位置。不能有个人主义、本位主义、小集团思想和维护局部利益的观念。每个人要认清自己的

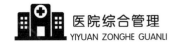

位子和职责,站在全局的立场、发展的立场和团结合作的立场来思考问题。应学会相互感激、鼓励和合作,每个人都应珍惜一起共事的这份情谊。学会感激,珍惜合作的机会,为医院的发展做贡献。

3.团队医技

医院如何在激烈的市场里站住脚,不断增强医院的综合竞争力,实现医院的可持续发展,管理者需要在医疗技术的提升方面狠下功夫。社会在发展,医疗器械和技术越来越精密高效,对于医疗质量的提升发挥着越来越重要的作用。因此,引进先进的医疗设备是提高医疗技术不可或缺的条件。

(1)医疗技术提升医疗质量

提升医疗技术实质就是提升医疗质量。医疗技术提高,能够控制病人的医疗支出,改善医务人员的服务态度,最终提高病患的满意度。医疗行业是一个特殊的行业,医疗质量就是医院管理的核心,是医院有竞争力的根本。医院提高医疗技术,就是在走质量效益发展之路,用低廉的成本提供优质的医疗服务,为医院创造更多的效益。

(2)医疗技术的重要性

①医疗技术是质量核心

医院的职能是治病救人,病患来到医院的第一目的就是治病。因此,病患选择医院的第一考虑因素,就是医院的医疗技术。医疗技术好,才会考虑医院的服务、环境等等因素。病患来到医院后,愿意为医院自发的做宣传的,也是医院有足够优良的医疗技术。在病患选择医院的所有因素里,医疗技术永远是病患最为关注的一个因素,因此医疗技术是医疗质量的核心。

②人才是医疗技术的关键

医疗行业是最需要人才的,所有的医疗活动都是需要医务人员实施的,因此,人才是医疗质量提升的关键点。有着高专业素养的人才对于医疗技术的提升起着决定性的作用。一家医院没有专业的技术人才,那么再先进的医疗设备都会变成摆设,发挥不了作用,提升医疗技术也就无从谈起了,因此医疗技术人才是医疗技术能否提升的核心内容。

③技术创新使提高质量的手段

在医疗实践中,每一项诊疗技术的创新和应用,都极大地提高了治疗某一项疾病的质量。因此医院在提升医疗质量的同时,除了要保证基础医疗质量意外,还必须注重医疗技术的创新,不断开发和引进新的诊疗方法,把医疗技术创新作为提高医疗质量的一个重要手段。

④先进的设备是提高技术的基础

医疗技术的提升离不开两个因素:一是人才;二是设备。先进的医疗设备,是提高医疗技术的物质基础。

(3)提高医疗技术的策略

①加强学习

医院管理者要高度重视医疗技术水平提高的重要性,要引导医务人员主动学习医疗知识,提拔有能力、会创新的技术性人才,在医院里营造一个全员学习的气氛。

②引进新人新技术

如果医院里没有某项技术,就派人出去学或请这方面的专家来教,将有能力且学习能力强的人派出去培训或引进新技术方面的人才,为医院带来新的知识、新的思想,为医院提供"新鲜血液",提高医院的整体素质。

③学术交流及培训

医院要不断请专家、学者开展交流研讨会,为其他人授业解疑,使医院的整体医疗水平得到提升,让医院当地的病患不再需要出外求医,为方便病患就医打下基础。

④转变医患关系观念

病患不再是被拯救受恩惠的地位,而是坦然享受服务的特殊消费者。医务人员要适应这种关系的转变,要认真履行关爱患者的医务,视病人为亲人,才能形成和谐的医患关系,减少医疗纠纷的发生。医院的诊疗环境舒适,病患的心理状态也会很好,有利于疾病的治愈,这也是一种医疗技术提升。

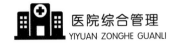
4.团队绩效

绩效管理,是将集体和个人的努力与医院目标相连接,并通过计划、组织、指挥、协调与控制的手段实现目标的过程。团队绩效是一个医院管理层或管理部门及员工的持续不断的双向激励与沟通过程。

医院团队绩效管理的原则可遵循下面几点,也可参考制定管理制度:人才是绩效管理的第一资源;公开、公正、公平、实事求是、兑现承诺;双向沟通和目标才能一致。

绩效管理要与岗位配置管理、薪酬管理以及医院的战略管理相结合,体现组织的绩效价值;行政管理人员承担义务并全员参与;制定科学、规范、可行的绩效管理方案;领导重视绩效反馈,正确区分责任;以人为本和科学激励;科学考核、及时反馈;尽量达到业务流程和劳力资源流程的最佳结合;尽量降低行政管理成本;动态、持续的员工培训与质量改进;绩效管理是医院战略落实的载体。

改进和完善医院绩效管理的对策:

第一,正确编制医院绩效管理计划。绩效计划是确定医院对员工的绩效期望并得到员工认可的过程。平衡计分卡将医院绩效划分为四部分,即财务表现、市场表现、内部运营表现、学习与成长表现。四方面的表现具有内在的逻辑联系,财务表现来源于市场表现,市场表现又来自于内部运营表现,而持久的上述优质表现来自于学习与成长表现。平衡计分卡的优点在于能较好地平衡了财务绩效和非财务绩效、当前绩效与长远发展绩效的关系。

第二,科学设定医院绩效考核指标。绩效考核指标在整个绩效指标体系中的重要性或绩效考核指标在总分中所应占的比重即为权重,权重系数的确定是否合理对后期充分利用数据特征的综合考核方法至关重要。医院绩效考核指标的权重分配应该以医院战略目标和管理重点为导向,体现出意念引导和价值观念,直接影响员工的工作重点。应采用主客观结合的赋权法来确定考核指标的权重值。

第三,建立医院绩效考核体系。建立科学的医院绩效评价体系,对于推动医院改革和发展具有极其重要的现实意义:有利于加强医院的管理;为政府选择医院经营管理者提供决策依据;能够有效加强对医院经营者的监督与约束;为形成有效激励机制提供基础。

第四,正确应用医院绩效管理考核方法。医院发展的远景目标应根据医药卫生体制改革要求,坚持以"病人为中心,以质量为核心"的建院宗旨,牢固树立为人民健康服务的思想,不断满足人民群众日益增长的医疗卫生需求。为实现远景目标,搭配合理正确的考核方法和工具是绩效管理考核工作成败的关键。医院应根据实际情况,以医院多维度、多层次为抓手,将医院的战略目标分解成为可衡量、可执行指标。再将考核结果应用于医院日常管理活动中,引导医院各部门及全体员工不断改进工作行为,发挥主观能动性,提高执业能力与工作业绩,全面提高医院的运行效率和服务水平,最终实现医院的绩效目标。

第五,重视医院绩效考核结果。在绩效管理对组织的承诺影响中,绩效奖励、工作支持和目标参与对组织承诺有较大作用,其中绩效奖励作用最为显著;在绩效管理对员工满意度的影响中,绩效奖励的作用最为明显,其次是工作支持、目标参与和目标明确。因此,要重视绩效考核结果对员工和组织的影响。

四、医疗技术

疫情期间信息技术发挥了很大的作用,尤其是互联网医疗、远程医疗方面的创新发展也有非常大的飞跃。未来如何线上线下结合,最新科技如何应用于医疗,更好地服务患者,是医院管理者必须高度重视和关注的。

互联网、人工智能、大数据等新技术的创新发展,可以帮助患者拥有更便捷的就医体验,同时也可以把整个诊疗全过程的信息汇集起来,给医生也提供了更完整的医疗服务路径。互联网和远程医疗新技术的应用要跟医院整体智慧化、信息化建设密不可分,由内而外融合发展。医院信息化建设要打好内功,做好院方人、财、物互联互通;要与外界互联互通,包括与联盟医院、社区医

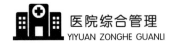

院等之间的互联互通;要加强可穿戴设备的创新应用,并将其纳入医疗信息生态圈。同时医务人员新技术创新,临床科研创新能力提升,各学科方面开展的新技术临床研究,让患者就医更加安全放心,提升满意度,从而不断改善患者的诊疗效果。

1.新科技应用

新科技在医疗中的应用作用巨大,这是推动医疗发展的重大因素,医疗质量是体现医院竞争实力的重要指标。如果将医疗质量喻为医院的生命,那么技术建设就是医院的生长激素。随着医学科技的飞速发展,临床新技术的涌现频率越来越快,创建和保持临床科室特色,保持优势,最重要的就是科室的技术水平有较高的起点。医院管理者应不断引进新技术,力争使技术水平永远处于领先地位,才能适应现代医学发展需要,提高科室在同行中的知名度,为医院发展奠定医疗高技术的基础。新科技应用对医院好处多多。

(1)减少医疗事故发生

医用智能产品可以实时监控病人的身体状况,并可展示病人的体内情况,进而帮助医生更准确地判断患者的病情,从而对症下药,让患者可以得到及时有效的治疗。新技术对外科医生手术的帮助尤甚,可将患者的创口以3D立体图形全方位展示,在将患者病灶完全切除的前提下最大限度地减少手术对患者的创伤。

(2)节约就诊时间及医疗成本

远程医疗正在兴起。新技术可远距离整合优秀医疗资源,对于重大疑难病症进行更好地救治。远程医疗的最大优点是节省时间。虽然远程医疗不可能完全取代亲自问诊,但如果是拿药、看X光或普通疾病,完全可通过远程诊疗,以节省患者时间,增加医院效率。此外,新技术也可让医生从第一视角观看、体验手术现场,节约教育成本,提高学习效率。

(3)创造贴近真实的实践练习平台

医疗培训需要解决的最大问题是缺乏足够的实践材料。在保证患者安全的前提下,医生能够实操的机会并不多。但通过新技术远程展现真实场景,则可以解决医疗培训、临床技术培训、手术培训,甚至是难度高、准备烦琐的大型手术培训的难题,新科技给予了医务人员贴近真实手术的体验。

（4）降低因主观描述带来的误诊

以往问诊只依靠病人的主观描述,医生无法客观地做出判断,也不能定量分析。利用某些新技术可以客观记录并观察患者行为,获取日常生活活动数据,使医疗人员做出更客观的定量分析。同时能为医生提供病人的现状,会让医生更设身处地的为患者考虑。在人工智能中,最显著的应用就是图像识别,通过机器直观学习来识别图像。

（5）减轻患者痛苦及压力

对于患者来说,不管在门诊还是医院,即使是非常自信乐观的人都会被压抑的气氛影响。一些新技术,如虚拟现实技术,可以为患者构建一个虚拟的环境,让他们放松下来,在减轻就医过程痛苦的同时,保持一个良好情绪。

当然,新科技的应用是一个系统工程,管理者要统揽全局,从资金扶持、人员培训学习、新科技的医疗事故防范、新技术的应用、设备的管理等方面制定科学的管理制度,并不断更新、改进、完善,方能在医疗改革和医院的发展中立于不败之地。

2.远程诊疗

远程诊疗技术实现了基层医院与国家优质医疗资源的连接和共享。通过远程医疗平台,基层医院的医生和大医院的专家不仅可以在异地实现"面对面"的交流,而且可以实现对各种病历资料的远程互动分析,从而使广大患者在本地就能享受大医院专家的诊疗服务,有效减少错诊、错治,使广大人民看病难、看病贵的问题得到有效缓解,是解决中国14亿人"看病难,看病贵"问题的方式之一,是实施医疗卫生的信息化的重要途径,是解决国家医疗资源补给不平衡,实现国家优质资源共享目的的重要方式。然而,远程诊疗会诊系统方便就诊的同时,也会带来一些弊端,医院在积极推进远程治疗系统的规程中,还需要在管理中特别注意这些情况。图5-2。

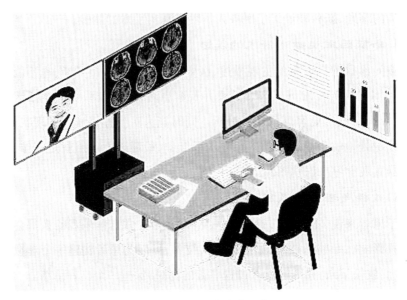

图5-2　远程诊疗示意

（1）远程诊疗及会诊作用

第一，远程医疗系统的开通为更好地整合、调度各方医疗资源提供全新的技术手段，有利于提高本地的医疗保障水平。

第二，远程医疗可以让老百姓获得实惠，在本地就能享受三甲医院医生的治疗，避免时间和财力的浪费，提高了治疗效率，缓解了本地群众看病贵、看病难矛盾。

第三，可以通过远程系统平台提供多方面的业务培训，提升本地医务工作者的整体业务水平。

第四，当遇到自然灾害和突发疫情时，通过这一系统可以更快速获得医疗救助，更为安全。

第五，远程医疗系统有助于打造"科技医疗、绿色医疗、人文医疗"的就医环境，有力地提升了医疗机构的公众形象和品牌。

（2）**远程诊疗存在的问题及应对**

①存在的问题

A.病例资料不完整。通常远程诊疗的双方医生及专家在会诊前缺乏必要的沟通,在采集会诊病例资料的过程中,受申请方医院医师的技术水平和医疗条件等因素的影响,往往会出现遗漏他们认为并不重要的一些信息的问题,影响了会诊专家对所提供病例资料的理解、分析和判断。

B.专家不能亲临现场。在查体诊断中的几大要素,望、闻、问、切也会出现缺失。远程会诊传送的常见医学图文资料也会存在图像数字的重建处理失真,出现图像不清、颜色不正,与本人亲自查看相关图文资料相比,显示器的设置、分辨率限制等因素都会造成影像的清晰度降低,影响诊断的准确性。

C.医患方面对远程会诊的认识不足。远程医疗的患者一般是诊断不明,或者是一些危重症的,或者是因病情急重,他们总会感觉远程会诊不能实实在在与医生面对面,心理上有一些缺失,会诊时间会比较短。在医生方面,许多医生认为申请远程会诊,是对自己专业业务水平的一个否定,自己心理上会有一些落差,面对这个病患自信心难以保证等,这样使得态度和严谨性上存在一些问题,从而影响诊断的标准。

D.远程会诊的标准不规范,责任不明确。目前对于这方面国家还没有统一的标准和规定,使得这些问题和信息不能共享,医疗单位不能实现交互式的联网,使会诊受到一定的局限。另外,由于对这个会诊的责任划分问题,也没有相关的法律条文对其进行规范。还有,远程会诊并不能解决一切难题,存在一些客观的因素和机器设备因素、病案资料不完整因素等,还有患者对病情的描述、申请医生与专家的沟通有可能不畅等,造成误诊。

②应对管理

A.强化宣传。在医院内部宣传,在远程会诊中的这个对应的机构设立相关的一些宣传平台和一些资料。根据病患个人的需要,来选择宣传方式。

B.强化对远程诊疗医生的培训和学习。培训远程诊疗相关知识和认知,将这方面的专家请进来,将自己的人员送出去,使其得到学习和锻炼,熟练流程,减少误诊,做到申请方提供病人资料准确、全面,远程沟通良好、准确。

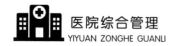

C.强化管理。提高远程会诊的准确率和使用的质量。

D.出台相应管理制度和对策。在医院管理中要制定这方面相应的管理条款和规则,针对远程医疗发展中出现的法律和责任问题,要制定行之有效的、明确的条款,明确医疗责任划分,保护医生和患者的权利。为处理远程医疗纠纷提供一些法律依据,将医疗风险降到最低。

在管理中,一定要避免远程会诊技术中的一些弊端,使其最大化发挥科技优势,为患者节省医疗开支和带来方便。

3.重点及特色科室

重点科室就是在一家医院内部的众多科室里,这个科室的建设是比较重点发展的,设备、科研、人力资源各方面比医院其他科室要有优势一些。特色科室就是:特色专科,多是当地所有医院里独树一帜的科室,是和当地的医院比较建设的。

医院内部科室繁多,各个科室之间发展不均衡,发展前瞻性不够,整合和协调效率不高,这已成为医院综合管理工作中的一个突出问题。在当前大的社会和医疗环境之下,医院科室发展不仅仅是内部管理的问题,更是涉及医院各部门及外部环境的互动问题。科室的发展战略明晰,则医院的发展定位才会准确,医院才会得到良好的发展,这两者是必然联系的紧密体。科室的战略管理可以使科室有意识地选择适合自己科室的政策、发展能力、发展环境,以集中全科室的努力,达成最终的战略目标。建立重点科室、特色科室、特色病种是医院运营战略的重要内容。医院应当将科室管理中存在的问题进行分析,并实时根据医院情况打造自己的重点和特色科室。

(1)发现分析科室存在的问题,并进行解决

绝大部分医院在科室管理中存在的典型问题有以下几种,对于这些问题存在的原因归根结底还是科室管理者对于科室管理知识、方法和技能的欠缺,凭借经验办事,缺乏规范系统的管理岗位培训,医院方面对于医院人才培养力度不大,人才梯队建设不专业等。

①科室管理者管理意识薄弱,素质不高。管理作为一门学科在中国起步

较晚,人们对管理的实际运用并不熟练和深入。尤其是医院的科室管理更是缺乏专业的指导,在管理知识以及管理实践上都较为薄弱。科室管理者(科主任)的个人素质、领导能力、事件处理能力、管理觉悟的高低决定了科室管理的水平高低。

②科室发展战略不符合医院发展战略。医院科室在培育人才和硬件引进方面缺乏长远的战略规划,追求短期效益,而且高端人才和学科带头人严重缺乏,影响了科室的整体发展。

③科室的相关制度和操作流程不规范、不完善。制度不完善,医疗操作不规范,医疗质量难有大的提高,管理更是差距甚大。一些本是严格的流程和规则流于形式,学术氛围缺乏等等,都大大地增加了医疗质量事故和问题的概率。

（2）打造重点科室,突出特色科室,完善医院科室管理制度

现代医院的竞争从某种意义上讲是优势科室的竞争,优势科室不仅是医院的标识和品牌,更是医院生存的立院之本。科室的战略管理是一门艺术、也是一门科学。重视科室的战略管理,才能成为优秀的科室管理者,才能把科室发展成为优势科室。

①打造重点科室品牌,注重重点学科建设。加强医院的重点科室建设,形成医院的特色和优势,制定重点科室的发展规划、管理制度和建设方面的投入。以重点科室带动医院建设,加大人才培养力度,增强科研实力,提高竞争力。特别要加强重点学科青年医师综合业务能力的培养,通过定期举办各种医疗比赛及活动,轮流举办专业知识业务讲座等等形式提高职工的业务水平。

②强化管理,明确科室发展目标。创新的管理模式,善于沟通的管理技巧,有责任心的管理力度,都是发展的最基本条件。做好管理,要有一个团结的集体。加强投入,完善硬件,是一个医院或者科室成功的必然。科主任重视科研和学术方面建设的同时,应该把管理职业化。管理好团队,配置好团队人才,考虑问题从医院的角度出发,真正成为医院的职业管理者。科室的发展目标要和医院的整体战略相结合,医院对于科室的医疗核心和医疗质量管理要确立明确的规范制度,严格加以管控。明确发展目标,确保医院医疗工作安全

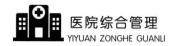

进行。

③科学考核,优质服务。制定科学的绩效考评制度,充分体现科室人员价值,提高工作积极性,更好地为医院服务。想站在同行的前列,无疑要靠服务,要靠信誉,要靠能力。细节决定成败,高质量的服务要从细节做起。

4.中医诊疗

中医诊断疾病是以望闻问切、四诊合参为主要诊断手段的,其中舌诊和切诊是中医独特的诊疗手段。望诊通过看患者的面色、神态来判断疾病,闻诊主要包括听声音和闻气味,问诊主要是通过询问病人,来取得一些实际情况,诊断疾病,切诊就是脉诊,通过切诊反映出身体内五脏六腑的疾病。中医治疗疾病讲究的是整体观念,全面论治。

在医院科室中,中医科是必不可少的科室,中医院更以中医科为重点和主旨,以中医治疗彰显医院特色。在医院综合管理中,对中医诊疗的管理应从中医思想出发,以中医思想和理论为指导,结合现代医院管理理念进行科学管理,不能完全以西医方式管理中医或以中医方式管理西医,应取长补短,中西兼学,融会贯通。

(1)**中医思想**

①中医一体观

天人一体观是中国古代哲学家在阴阳五行理论基础上提出的先进理论,古人早在几千年之前的劳作过程中发现了万物之间存在某些不变的规律,这就是阴阳五行,所谓阴阳五行并不是单纯的玄学让人难治琢磨,它本身就是一些正常的自然规律,古人用自己朴素的观念划分世界为阴阳,继而发展为五行,所以阴阳五行理论就是中医的根基,而天人合一的理论也是同样如此,万物存在于天地之间,必然会受天地的禀养的同时也必然受到天地的制约,人作为万物的一员,也同样逃脱不了自然规律。这一思想是不同于现代西医学的。举个例子,比如一个人患了肿瘤,西医会建议根据其具体情况选择诸如手术、放化疗、药物等方法治疗,而中医则会通过辨证论治的方法调整患者体内的阴阳平衡,不会强调盲目的抗肿瘤,杀死肿瘤,中医会提倡带瘤生存。日本著名肿瘤专家通过多年临床经验分析后,认为癌症是人体的一部分,放化疗、手术的方法会加速患者寿命的终结,这一理论与我们中医思想不谋而合。一个观念的不同产生了不同的治疗方式,当然也会得到不同的治疗效果,中医天人一体观就是基于此而发展的!

②中医是个体化治疗

中医自古以来提倡个体化治疗,提倡望闻问切四诊合参,因时而异,因地而异,因人而异,同样是感冒,症状看似相似,然后病机不同,中医就会选择截然不同的治疗方法,所谓病机就是疾病产生的根本原因,比如,一个疾病在人体上可以形象地比作一把锁,而我们治疗疾病的方法就是一把钥匙,其中开锁的过程就是找寻病机并且对症治疗的过程,病机是疾病发生的根本原因和一般发展规律,它是因人而异的,因时而异的,因地而异的。任何一个因素都可能影响病机,所以抓住病机才是中医治疗的关键。另外就治疗方式来说,中医治疗大概分为汤药、针灸、按摩等几种常见形式,其中以汤药、针灸最为普遍,我们所接触到的组成汤药药物又分为草本类、动物类、矿石类等等,而任何一种中药其实都是来自天地的馈赠,每一味中药都有它的特点,总结出来就是四气五味,其中四气为寒热温凉,五味为酸苦甘辛咸,中药的四气五味就是其可以达到治疗目的的关键所在,任何药物都有它的特性,中医治病就是采用这些药物的特性来治疗疾病,这就是古人所说的以药之偏救病之偏的道理,针灸疗法也同样如此,经络穴位也可以看作药物,同样可以达到治疗目的,所以中医的治疗方式就是遵循大自然规律的绿色疗法。

（2）以科学观待中医

随着生活水平的提高,好多人已经开始注重健康,而选择中医诊疗也逐渐成了一种趋势,然而也出现了好多问题。一些人打着中医的旗号,抓住人们对养生的依从心理,鼓吹某些保健品的特殊功效,造成了人们的过度消费,这是对中医发展的打击;有些老百姓通过媒体得到了一些似是而非的非专业的中医知识,不假思索在自己或者他人身上实验;有些人不相信大夫,听信网络媒体胡乱用药;有些人不分病种和中西医适合的症状、轻重缓急,单纯追求用中医药治疗等等,这都是不正确的。中医在中国存在了几千年,它给我们带来的

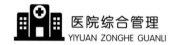
好处有目共睹,中医治疗也要讲究科学,要以科学观正确看待中医。管理者更应以兼听则明、虚心好学的态度来学习中西医知识,提高管理能力,不能以单纯的西医或中医管理思想做有失偏颇之决定。

(3)适宜中医诊疗的病种和注意事项

①适合看中医的疾病

生病后先看中医还是看西医,综合一些研究和资料总结如下,管理者和医患可做一下参考,便于引导就诊患者分诊求医。

功能性疾病、妇科疾病、大病初愈适合看中医;当人感到不适,经检查没有器质性疾病时,如:全身疲劳、低热、盗汗、耳鸣、四肢麻木、腹胀、便秘、喉咙干燥、胸闷、易怒、精神抑郁、头晕、偏头痛、失眠、健忘等症状,最好看中医;妊娠期痛经、月经紊乱、习惯性流产、慢性盆腔炎、子宫脱垂等女性杂病,以及严重妊娠反射、产后不哺乳、返乳等产后疾病,最好看中药,因为中药副作用小,可以调节和发挥作用,避免对孕妇健康造成危害。

西医疗效不佳的慢性病、风湿类骨病、其他亚健康状态等西医生化检查指标没有异常的状态,如体质虚弱、心情烦躁、食欲不振等亚健康症状,都可通过中医进行调理。

②看中医注意事项

为提高医院医疗质量,防止不良医疗事件发生,管理者在分诊管理上工作要细致,将一些患者不宜分清或处于迷茫状态的问题和信息在就诊前最好传递到位,解释清楚,这些需要在宣传和导诊方面做好引导,相应的制度和规定要健全。现将病患看中医注意事项列举,作为参考。

A.不对中医心存偏见。中医是中国古人和现代人运用天然药物和特色疗法,同疾病斗争的经验与理论总结。虽然有它的局限性,但在许多疾病方面,或者许多疾病的某几个阶段,确实有优势。一些人对中医心存偏见,即便是西医无效无奈去看中医,也经常会心存疑虑或持对抗态度。

B.遵看病医生医嘱。中医的煎煮有许多细节,根据不同病情、不同方药,还有患者不同的体质进行权衡,找谁看中医就一定按照医生讲的煎煮服用方法,不要按照自己以往的经验煎煮服用中药,不仅影响疗效,还可能会加重副作用。

C.看中医不化浓妆。中医看病讲究"察言观色",许多信息靠望诊。如果化妆,尤其是浓妆,会掩盖住气色、神情,对判断疾病是一大障碍。另外,看中医前不要刮舌苔,也不要吃一些容易使舌苔染色的食物,比如黄瓜、红心火龙果等。

D.牢记医生和中药师医嘱。准备好相关单据和检查结果、交代清自己的病情、症状等,牢记医生关于中医药治疗、煎药、服用的医嘱。

E.中医治疗是个过程。许多疾病治疗都需要一个过程,尤其是那些西药久治不愈的疾病。

F.中医处方没有相互对比性。中医学科的特殊性,很难达成完全一致的理论观点,开的处方不同,说明治疗的思路或者切入点不同,应以疗效为准。

G.看中医要忌口。忌口是因疾病而忌,目的是让疾病更快恢复,服药期间忌口的东西尽量不要去吃。

（4）中医诊疗管理

中医诊疗管理制度的制定在《中华人民共和国中医药法》《中华人民共和国药品管理法》、"中医药管理制度"等国家法律法规基础上结合医院实际情况制定的,如:中医医疗器械设备验收管理制度、中药中成药管理制度、中医药医疗技术准入制度、中医药库房药房管理制度等,总的原则和西医医院相关制度大同小异。

中医特色治疗操作规范及管理制度可参照国家中医药管理局下发的95个病种中医诊疗方案及临床路径,结合医院的实际情况,制定各科室常见病种的中医特色治疗及操作规范,并根据医务人员的实际制定人才引进、培训学习、绩效考核、晋升等管理制度。

5.医疗服务

医疗服务是各级各类医疗机构及其医务人员运用各种卫生资源为社会公众提供的诊断、治疗、康复等服务的总称。医疗服务的主体是各级各类医疗机构及其医务人员,医疗服务的客体是广大社会公众,主要是患有各种疾病和处

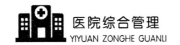
于亚健康状况的人。医疗服务的内容包括诊断、治疗和康复服务,目的是通过为社会公众提供安全、有效、方便、价廉的医疗服务,保障社会公众健康,提高劳动者的生产能力,促进社会生产的发展。

医疗服务管理是指政府、卫生行政部门和社会按照国家医疗服务相关法律、法规及有关规定,对各级各类医疗机构、医疗卫生专业技术人员、医疗服务的提供及其相关领域进行监督与管理的过程,以确保医疗服务质量和医疗安全。管理内容主要体现在四个方面,一是对各级各类医疗机构的管理。二是对各类医疗卫生专业技术人员的管理。三是对各项医疗服务的管理。四是对与医疗相关的各种卫生组织及其活动的管理。中国现行各级卫生行政部门中均设有医疗服务管理部门,负责履行对医疗机构、医务人员和医疗服务的监督和管理职能。

医疗服务管理的性质,一是法律的强制性;二是社会公益性;三是职业人道性;四是时效性。医疗服务管理的原则,一是正确处理社会效益和经济效益关系的原则;二是公平性的原则;三是可及性原则;四是分级原则;五是公有制主导原则;六是中西并重的原则;七是整体效益原则。医疗服务管理的方式,一是计划方式;二是行政方式;三是法律方式;四是经济方式;五是社会监督方式;六是宣传教育。

管理者必须按照其内容、性质、原则、方式等制定管理流程和相应制度,确保医疗服务的质量。下面从医疗服务的几个主要环节说明相关管理及制度制定需要注意的事项。

(1)就医流程

医院就医流程的管理和制定非常重要,这涉及患者就医的满意度和医疗质量、危重病患的及时挽救等,制度应从患者来院、预检分诊、导诊、初诊(登记信息)、挂号、二次分诊、候诊、就诊、收费、检查报告、住院、复诊、门诊药房、取药、治疗、门诊输液、会诊、治疗、手术、病区护理、出院等等各环节来制定。图5-3。

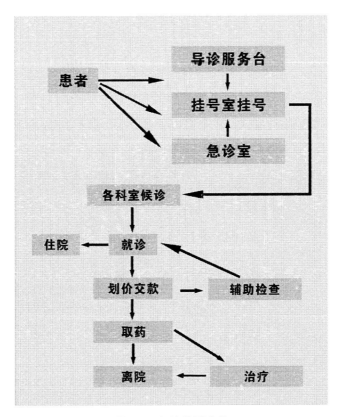

图5-3　门诊就医流程

（2）**检查诊疗**

①合理检查

医院的检查管理环节是发扬救死扶伤人道主义精神,为人民服务的具体体现,为规范医务人员的诊疗行为,杜绝"不合理检查"现象,减轻患者的医疗负担,缓解群众"看病难、看病贵"的问题,医院在综合管理中需以科学诊治为原则,以安全为基础,规范医疗检查行为,以此制定管理制度。检查管理要遵循如下原则。一是根据病人的症状、体征,按诊疗需要开具必需的检查项目,以进一步明确诊断,并将检查的意义告知病人,确保患者医疗安全。二是对于单纯或典型的疾病,检查项目要适可而止,能不做的检查不做。三是对疑难复杂患者的检查项目应有针对性、阶梯性,可检查可不检查的,在不影响患者医疗安全的前提下,尽量不检查或少检查。如病人确需进行彩超、CT、磁共振等

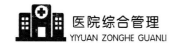

价格昂贵的大型仪器检查,应取得患者或家属同意后方可实施。四是开具检查项目时,在费用上应本着就低不就高的原则,并不得再进行同一性质的其他检查项目。五是在诊疗过程中,给病人的检查应尽量避免重复或类似的检查,但应及时做好复查。六是医院每月对全院的检查情况进行督查,要求CT、X光、B超检查的阳性率要达到一定比率,防止过度检查。七是发现"不合理检查"的,要予以惩戒,可从经济处罚到禁止处方权等方面做出明确规定,引起严重后果的,除本人承担一切责任外,科室及相关责任人也应承担相应责任。

②科学诊疗

科学及合理的诊疗,每个医院和医疗机构的实际情况不同,相应的制度制定也不同,但是在原则性和科学性方面应一致。

科学合理的规定:一是严格执行各种医疗制度,治疗方案的确定应遵循科学、经济、合理的原则,确保医疗安全。二是特殊治疗方案的制定必须在广泛讨论的基础上,由副主任医师及以上人员和科主任确认。三是因病情需要安置人工气管或使用昂贵医药、医用材料的,需由科室主任提出申请,报各科分管院长审批。

科学合理诊疗的基本原则:遵守合理诊疗的原则很重要,一是遵循优质、高效、安全、便捷、经济的服务原则,严禁诱导病人过度医疗。二是严格执行首诊负责制和因病而做的检查、治疗、用药。三是接待医师必须将所开药品及所做检查治疗情况如实填写在门诊病历或住院医嘱上。四是遵循医疗消费透明化原则。在诊疗过程中涉及的检查、治疗与用药,主管医生必须给病人详细说明,特别是费用较高时,要征得病人同意,并履行相关的签字手续,从而避免医疗纠纷的发生。五是不按医疗原则办事,导致并拒付医疗费用,以及发生医疗纠纷,要由主管医师承担,科室领导负责。

科学诊疗的项目:诊疗包含很多项目,一般主要的有门诊和检查、手术等几个主要方面。在具体的医院管理工作中需要根据医院的实际情况制定科学的管理制度,并不断完善和贯彻执行,现就一些科室的管理做一下说明。

A.门诊诊疗常规及制度

a.诊疗科室常规

门诊诊疗在制定管理制度上应有:挂号工作常规、门诊病案的保管与供应常规、门诊统计工作常规、门诊一般诊疗常规、门诊备案记录工作常规、门诊申请单填写常规、门诊特殊检查常规、门诊工作常规、诊断证明书填写的常规、处方填写常规、门诊预约常规、住院证填写常规、门诊手术常规、门诊内科门诊工作常规、传染病科门诊工作常规、神经科门诊工作常规、皮肤科门诊工作常规、儿科门诊工作常规、外科门诊工作常规、眼科门诊工作常规、五官科门诊工作常规、口腔科门诊工作常规、妇产科门诊工作常规、检验科门诊工作常规、药剂科门诊工作常规等等。

b.门诊工作管理制度

诊疗常规是最基本的要素,门诊诊疗除了常规,更要制定严格的门诊工作管理制度,这些制度一般有:门诊患者接待工作管理制度,门诊分诊和导医工作管理制度,门诊患者工作管理制度,门诊医护人员宣教工作管理制度,门诊诊疗管理制度(门诊管理制度的制定要分那个门诊部的工作制度、出具诊断证明、病休证明的规定、专家门诊管理制度)等。

门诊的管理制度还应包括电梯等的使用规定、就医流程、门诊病例的制度、预约诊疗的制度、诊前准备制度、检诊制度、会诊转诊制度、疑难病例讨论制度、消毒隔离制度、门诊处方制度、门诊收费制度、门诊登记统计制度等等。

B.检查、诊断和手术的管理制度

针对医生在检查、诊断、手术中的管理,要从制度上给予明确的规定,制度的制定除了参照国家医疗卫生主管部门的基本原则外,结合自己医院的实际情况灵活制定。从行政、医疗、医生品德、职责、业绩考核等方面细化,管理要无缝对接,落实到位。

a.医疗用品

医生在手术和诊疗过程中,要有计划地使用一次性医疗用品及低终值的耗材,收取价格适中,减少浪费,降低耗材费用。但包括在手术类以内的耗材、材料不另行收费。在检查、诊断和手术过程中的特殊材料和高颜值的耗材和

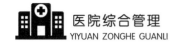

高质耗材,应掌握适应性,保证质量,不可滥用。而且,预先要将使用的必要性和材料的价格向患者和家属交代清楚,征得其同意并签字后报医务科审批,方可使用。

b.药物使用

各级各类医务人员在诊疗过程中对各类药物的使用与坚持,合理用药的评价指标安全、有效、简便、及时、经济,对临床用药应进行动态的监控。各科室应控制药品收入占业务收入的比例,控制抗菌药物收入占药品总收入的比例。

医生应尽量做到早期诊断、正确诊断、正确选用、合理使用,提高药物使用效益,减少浪费,节约资源。同类或者同性质的药品应严格控制使用量。医务人员在预防、诊断、治疗疾病的过程中,针对这类病人选用适宜的药物,采用适当的剂量与疗程,在适当的时间,通过适当的给药途径用于人体,达到有效预防、诊断和治疗疾病的目的,同时保护人体不适或少数与用药有关的损害。

医生在临床诊疗过程中,要按照药品说明书所列的适应证、药理作用、用法、用量、禁忌、不良反应和注意事项等制定合理的用药方案,超出药品使用说明书范围或者更改、停用药物,必须在病历上做出分析记录。执行用药方案时要密切观察疗效,注意不良反应,根据必要的指标和检验数据,及时修订和完善原定的用药方案。门诊部、急诊科的用药不得超出药品使用说明书规定范围。

医生不得随意扩大药品说明书规定的适应证。因医疗创新确需扩展药品使用规定的,应报医院药剂科、医务科审批,并签署患者执行同意书。使用中药含中药饮品、中成药时,要根据中医辨证施治的原则,注意配伍禁忌,合理选药。

医生制定用药方案时,应积极根据药物作用特点,结合患者病情和药名情况,强调用药个体化,要充分考虑剂量、疗程、给药时间、给药途径,同时考虑药物的成本与疗效比,可用可不用的药物坚决不用,可用低档药的就不用高档药,尽量减少药物对机体功能的不必要的干扰和影响,降低药品费用,用最少的药物达到预期的目的。对较易导致严重赖于药性或不良反应较大以及价格昂贵的药物实行审批制度。

抗菌药物使用,严格按照抗菌药物临床应用指导原则和抗菌药临床应用实施细则执行。各临床科室,严格掌握抗菌药物治疗性联合应用和预防应用的特征,严格抗菌药物分类风险管理,严控二线、三线抗菌药物审批签字制度,严控抗菌药滥用和重复使用,并制定相关的管理措施。

门诊处方用药,抗菌药物以单用为主,原则上不超过三天的量,最多不超过七天,抗结核药除外。特殊情况下,经诊医生必须在病历上记载,其他西药或中成药,包括袋装或瓶装中成药三至七天量,中药汤剂三至七天复诊时可续用,急诊处方不超过三日量。某些慢性病,若心脑血管病、神经系统疾病、溃疡病、肝胆疾病、慢性呼吸道疾病、老年病、贫血等,门诊处方可酌情给七到十四天量,但医生必须注明理由,复诊时可酌情续用。相同类药物不重复使用。

对医保病人,一定要按照这个相关医保规定以及基本用药的目录来合理用药。凡使用高费用药品、一类药品,治疗时必须告知患者家属,并签名同意。

c.检验工作

检验科应重视病原微生物的检测工作,切实提高病原学诊断水平,提高细菌药物敏感实验结果准确率,为临床医生正确选用抗菌药物提供依据,对住院患者在使用或更改抗菌药物前采集标本做病原学检查,明确病原菌和药品情况,力求做到有样必采。

d.临床医师及科室

临床医师应参与查房和协助用药方案设计,主动开展专题用药调查和病例用药分析,对重点患者实施治疗检测,提出合理用药建议,促进安全有效、经济用药。

临床手术科室应严格执行手术制度,坚持小病小治、大病大治的原则,必须手术的就手术,不必要手术的尽量不要手术。临床手术科室应逐步推广节假日手术制度,合理调整医疗护理人员和手术间手术设备等资源,周六、周日及其他法定节假日都应正常安排手术。原则上选择手术病人的术前住院日一般不超过三天。

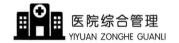
e.输血制度

严格执行输血制度,加强科学合理用血和成分输血,坚持缺什么补什么,可不输血的坚决不输血,充分有效使用血液资源,减少浪费。严禁非法自采自供血液,控制输血不良反应和经血液传播的疾病,规范消毒、灭菌、隔离与医疗废物管理工作,有效预防和控制医院感染,提高工作效率,缩短病人住院时间。

（3）住院治疗

住院治疗管理方面一般包含对医师的管理和病患的管理。主要是对住院病患的管理。

①住院医师的管理

住院医师管理制度,目的是为了规范住院医师管理,强化住院医师理论与技能培训,提高住院医师临床独立诊疗能力,规范诊治行为。住院医师的管理制度应包含医师的任职条件、培训、职责、医疗流程、考核等方面的管理办法。

住院医师管理制度的制定应依据《卫生部专科医师培训暂行规定》《卫生部专科医师培训基地认定管理办法》《各专科医师培训基地标准细则》《专科医师培养标准细则》《卫生部办公厅关于开展专科医生培训试点工作的通知》等主管部门的规定,还要结合医院自身实际制定。

管理的职责。一般为副院长、负责专业医师管理部门实施策划和资源配置,主管科室负责专业培训的计划并组织实施。专家或临床医师骨干负责专业技术的临床教育培训。

管理制度的内容。副院长审核批准相关的临床住院医师规范化培训制度及细则,具体包括住院医师培养管理规定、实施方案、考核条例、奖惩条例等。

岗位任职条件。可设定一些基本要求,按医院规定完成住院医师规范化培训阶段项目和内容,并通过考试,成绩合格者,思想素质好,业务能力强的。

入院培训。发放资料,教学相长。从人力资源部了解新职工人数和科室分布情况。通知各教研室联系卫生部门订购培训登记手册,发放个人信息表、培训登记册、学分谱轮转计划表、专业是制度、考核制度等材料。

日常培训。一是三级理论培训,制定三年住院一次三级理论课程计划,每月培训一次。二是培训对象符合卫生部门考核或医院考核体系人员名单,并负责报名工作。三是指导老师指定各科室副高职称以上的医师为指导老师。聘期原则两年,根据指导老师工作进行专业培训。四是执业医师技能培训。针对职业操作技能考试内容进行要点辅导培训。

培训课程。住院医师三年的培训,四门基础课考试通过三门,准许进入第一阶段考试。

业绩考核。应由主管负责,通过登记册资料、出勤、病史、质量等进行常规考核,并负责组织年度考核。负责组织第一、第二阶段的考试,如:理论考试、病例分析、操作考试等。住院医师指导老师负责进行理论笔试、考试操作、考试资料归档等。

办理证书。由教学主管审核确定考试合格医师名单,填写培训合格证明后,通知合格人员上交培训登记册等,带好办证材料,到卫生部门办理第一、二阶段的合格证。

②住院患者的管理

A.基本原则

对于住院患者的管理,要遵循住院医疗流程管理的规定,从以下几个方面来制定:一是要根据现行的医疗管理制度,结合医院自身实际情况,来制定一些灵活且符合实际的管理规定。二是要从接诊患者的入院、值班护士的安排、床位的安排以及病人所需的物品、入院须知等来做好制度的制定。当入院的患者是急、危、重症时和普通的入院患者要区分对待,制定详细的管理制度。

B.流程及规定

对就医流程中的住院患者的检查上,要明确规定一些必须检查的项目,如血常规、尿常规以及一些传染病的检测,对急、危、重症的患者,主管医生应在当天内完成。首次病程的记录,一般的患者,要在8h之内完成。对夜间入院的患者,值班主管的医师按照检诊的要求完成全部工作,并完成首次接诊的记录,次日向主管医师进行交班。

对误收患者的科室,转诊科室要有诊疗记录、入院记录、病程记录、转出的记录。然后,转入对应的科室,并做好登记。对急、危、重症患者,和普通患者要区别对待,必须及时上报,确定进一步的治疗方案,或者进行会诊。

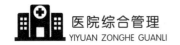
查房的一些流程,在管理制度的制定中,对查房要从晨间查房、午后查房、夜间查房以及急、危、重症病患的查房等方面进行详细地规定。

对病例讨论的制度,应对哪些病例进行组织讨论?比如说在病患者病例报告出具时,应当尽快组织病例讨论。常规手术患者,应在术前进行讨论。还有一种情况,在一周内都未确诊的疑难病患,应当组织科室进行会诊。时间更长的一些未确定的患者,全院进行会诊讨论。对一些死亡患者,也应制定相应的讨论制度,患者死亡后,马上组织进行讨论。

合理治疗方案。比如说根据病情需要制定包括服药、注射、手术、穿刺、理疗、护理、营养等,方案要以医嘱的形式执行。同时要注意掌握护理的级别,以及药物、特殊诊疗、检查手段的适应、禁忌等。在管理制度中一定要写清写明。

医嘱制度。医师要根据病情在早上做好这个安排,填写治疗与处置的医嘱,不能用口头医嘱来代替医嘱,除非是抢救及手术的情况。

应用抗生素。要严格遵守《抗菌药物临床应用指导原则》,还有使用激素、剧毒药物的,要密切观察疗效,有副作用的,发现问题立即处理。

输液。医师要严格掌握输液的指征,这个要在管理规定中明确地指出。药物混合使用、药物的禁忌、出现的情况,对这个人的影响以及如何处置,这些都应该在治疗管理规定中明确,并贯彻执行。

院内感染控制。严格执行医院内感染控制的制度,减少、预防医院内感染的发生。

危重患者的抢救,主要指的是在危重患者病情突然变化时,要立即做出处理,并且要进行上报,进行抢救的一些流程和操作原则,抢救不成功以后的一些流程都要有。

病历的书写。在8h内完成病程记录,24h内完成入院的记录。对病危患者,要根据病情的变化随时记录。病程的记录,慢性的要根据情况几天做一次记录,写一次小结。死亡的病例,要当天完成所有记录,24h内出结果。出院的病历,应该尽量在出院当日完成。

值班与交接班制度。要明确规定医师的值班与交接班和节假日的查房制度以及那些临时医嘱、重症患者的观察、病程记录、新入院的患者等等制度。

辅助检查制度。医师应当熟悉各项辅助检查,了解适应证、禁忌证的方方面面,以及检查的必要性等,特殊送检标本的取材方法、注意事项和送检时间。检验的申请单的填写等规定。

患者出院制度。主管医师提出,科室主任同意后,病人出院前,下达医嘱,按相关程序让病患出院。出院时强调用药以及一些医嘱。危重症患者在患者要求转院的时候,应逐级办理审批手续,详细书写病情、体质等,生命体征未稳定前不得转院,如果确需转院就由家属提出书面申请,经医院同意以后办理相关手续,但必须要有医护人员接应或者护送、途中注意事项、抢救措施等等。

其他制度。住院规则、保持病室内外环境整洁与安静、病患住院时的安全、患者贵重财物保管、避免交叉感染、探视规定、患者意见反馈、违规处理、新冠肺炎疫情防控期间的住院要求及管理规定等。

(4)中西医结合

随着中国医疗保障体制改革进一步落实,医院管理需要很高的管理水平、技巧,中西医结合医院、中西医结合科是中国医疗特色的创新,要优化中西医结合医疗服务,必须先做好管理工作,提高医疗服务水平,建立成熟的医院管理模式。

①制定适合自身的管理方案和制度

中西医结合医院或者是中西医结合科室,必须要采取适合自身发展,结合自身特色,科学制定管理方案,并在各层管理部门相互监督下完成。管理部门要区分中医的管理,并将管理体制落到实处。这样,医院或者是科室内职工才容易接受,人力资源部门还需要对人员做调查与职业规划,合理地培养,创造晋升的机会,对其做出职业化的管理。引进先进管理方法,提升医院或科室整体的管理水平。

②强化中医地位及质量管理

要加强中医在医院医疗质量管理中的定位和作用,创新医院的服务观念。中西医结合医院或者是中西医结合的科室,要根据自己的实际情况,制定具有中西医结合特色的服务质量标准,同时医院各部门的医护工作者要定期开展技能培训,管理层对各个环节的服务质量都要进行监控,形成一个统一的医院

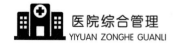
服务模式,或者是科室的服务模式。对医疗器械及其他医疗设备要进行统一的调配和使用,建立科学的考核评价体系,对管理人才的评价定期进行考核,确保运营制度的客观公正。

③强化"以人为本"的中西医结合服务观念

加强中西医结合医院或者科室的特色服务,将"以人为本"的服务观念融入医院管理中,通过一些渠道为患者提供一些经济来源,或者减轻医疗费用,确保医院的经济、社会效益以及医务人员的道德素养和文化需要。聘请一些素质高、专业技术强的实践管理人才。对医院的人员和管理者进行培训,加强质量管理。

④发挥中医及中西医结合特点,突显中医质量

《中共中央国务院关于促进中医药传承创新发展的意见》明确提出"彰显中医药在疾病治疗中的优势,建立有效机制,更好发挥中医药在流感等新发突发传染病的防治和服务卫生事件应急处置中的作用",进一步说明了医疗服务中西医结合共生的需要,建立长效的管理机制,理顺双方协同治疗的路径,确保中西医结合。中西医结合特色明显,尤其是中西医结合治疗一些慢性病、疑难杂症、医疗保健、单纯西医治疗效果不佳的患者等,中西医结合救治疗效凸显。在应对重大疫情时中西医结合救治具有的优势是单纯西医或中医所不具备的。新冠疫情加速中西汇通,中西医学优势互补,融合发展。西医强于病毒鉴定和检测,中医药的研制为重症患者救治带来光明。中西医结合的临床救治,再次证明中西医结合与单纯性中药和西医相比,能更快改善症状,缩短住院天数,提高转阴率,有效减少轻型和普通型向重型、危重型的发展,减少病亡率。医院应在这方面加强管理和应用,制定相应的管理、治疗等规范。

⑤加强中西结合的管理机制

西医对中医的偏见,中西医的资源之争,其他一些反对中医的声音等,中西医结合医院的结合这一块,中医比较薄弱,有的医院甚至没有中医科,中医院的中医也比较弱化,以西医为主,使得中医学科被边缘化,对中医药的重视不够,所以,在医疗救治和医院综合管理中,中西医结合的管理机制不足的问题,应该要加强。在管理制度中要构建有效的中心,要中西并重、互学互鉴、协

助配合,建立协调一致的管理机制,打造具有中国特色的中西医结合医疗服务管理机制,以及面对疫情时的应急管理体系,推动更好应用中西医结合救治患者和应对重大疫情。

⑥强化中西医结合方面的人才培养

中西医结合的人才培养存在的主要问题是教育政策的不配套。中西医结合人才的培养是中西医一体化的教育,应多种培养模式并存,是西学中、也是中学西的教育,所以在这些教育的基础上,医院在管理中要引进此方面的人才,加强人才培养和培训,制定晋升考核等管理机制。

医院在制定中西医管理制度的时候,要强化中西临床科研理论体系和评价标准。首先,中西医结合、学术发展的方向应该以提高中西医结合临床的疗效为主。其次,要建立一些病案,在一些学术病例的基础上,建立一些中西结合的理论体系,促进中医药理论发展。管理制度的完善,中西医结合诊疗技术的规范,在制度中也要明确规定,以促进中医行业的发展和医院的整体发展。

⑦操作规程、适宜病种、医疗事故防范

在中西医结合制度的管理制定中,要明确中医理疗方面的一些操作规程、适宜病种、医疗事故的防范等的管理规定。

⑧其他的管理制度和规定

中西医结合管理制度除了西医管理的基本要素外,里面还应包括中药的采购验收、中医理疗制度、中药房的管理、处方的开具、煎药等等的一些配套管理措施和制度。

(5)医疗器械

随着社会经济及科学技术的发展进步,高新技术越来越广泛的应用于医疗设备之中,医疗设备往往是多种学科的综合应用,医疗设备的精细化程度也越来越高,不管是设备的操作使用还是后续的维修保养都变得更为复杂。医疗设备管理也显得尤为重要。医疗设备管理作为医院管理的重要环节之一,对于医院的医疗水平及技术水平具有积极影响。

医疗设备在其使用周期中,包含了设备的采购、验收、装配、运行、维修等,这是技术管理。另外是对医疗设备价值及动态形式的管理,包括医疗设备的

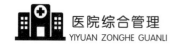
资金来源、经费预算、费用支出等,对其进行的管理称为经济管理。一般来说,医疗器械的管理要从以下几个方面进行。

①设备采购和准入管理

医院的发展依赖于医院诊疗技术的改进,而医院诊疗技术的高低离不开医疗设备,医院所配备的医疗设备越先进、越完善,那么医院的诊疗水平也就越高,医院的发展也会越来越好。但是,在医院日常运营管理过程中,很容易受到各种因素的影响和制约,并不是医院需要什么设备,就可以配备什么设备。利用有限的资金来获得具有实际应用意义的设备,也是医疗设备管理的首要任务。

首先要进行充分的调查研究,根据自身实际,选择最优的采购方案。在制定采购方案制度时,应遵循可持续性原则和逐层完善的整体规划。其次应遵循实用性原则,综合考量医院现有的资源、医院现阶段规模、未来发展方向、科室设置等,决定医疗设备采购的种类。医疗设备采购还应充分考虑医院现阶段专业人员的技术水平及技术条件,并配合医院人才培养计划及未来发展目标,配备相应的医疗设备,有计划分层次进行医疗设备的引进。

在设备采购和准入管理制度的制定中,首先要制定选择的原则规定,从性价比、实用性、质量高低、设备的先进性、售后服务、零配件等方面设定采购条款,否则会带来很大影响及无穷隐患。

②使用管理

在医疗器械管理中,首先必须要制定使用管理制度,需要建立一套健全的使用规范,确保医疗设备的正确、规范、安全使用。管理机制包括对设备操作流程的管理、设备日常维修保养管理、设备档案管理、技术人员管理等。医院引进的每一套医疗设备,都应建立相应的管理档案,档案的建立是一式两份,一份档案随设备一同保管,另一份由医院的医疗设备科室保管,档案内容应包括设备的型号、采购日期、生产商、购入价格、配套专业资料、档案编号等。与此同时,还应为医疗设备建立信息档案,按照医疗设备的分类进行档案的编制,方便后续查找,医疗设备信息档案内容包括设备操作手册、维修手册、使用说明等。对于医疗设备的正常使用情况,以及后续的维修、保养记录都应记录到档案之中,进而保证后续医疗设备的使用。医疗设备的管理,应实行专人专管,并将责任落实到人,通过仪器的分类,将仪器的使用落实到每一个科室及实际操作人员,担负设备管理责任的操作人员,主要负责设备的日常操作使用,以及定期的设备保养维护和跟踪维修等。图5-4。

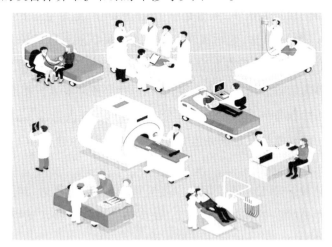

图5-4　正确使用医疗器械

③维修保养管理

医疗设备的维修保养是医院医疗设备管理的重要环节之一,是提高医疗设备的使用寿命及效率的重要工作。在医疗设备的日常使用过程中,出现故障问题,需要马上进行解决,同时还需要做好设备的维修记录,内容包括:故障发生的时间、故障实际情况、故障发生的原因、故障维修的方法、零件更换、更换什么零件,以及维修后,设备后续的运行情况等,形成专门的设备维修档案。

设备操作人员,应严格按照设备使用说明进行操作,发现异常现象,应及时停止使用,并联系专业维修技术人员进行检修。设备在使用过程中即使没有出现问题,也应定期安排检修、保养,及时排除医疗设备使用过程中的隐患,延长设备的使用寿命,提高设备的使用效率。如设备需要大修,经大修后需要进行必要的检测,保证其已经达到原本的使用标准,才能再次投入使用。医院制定管理制度时还应建立奖惩机制,鼓励相关技术人员积极进行专业探究及专业学习,在做好本职工作的基础上,相互进行鼓励学习,共同做好医疗设备

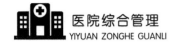

的维修保养工作。

（6）急救医疗

医院医疗服务管理中，救援运输也是一个较重要的环节，这项服务做不好，容易出现人命关天的事情，意义重大。医疗救援运输一般指急救运输，与"大急救"（即：以急救医学、灾难医学、临床急诊学、危重症监护学为基础，融入通讯、运输、建筑、消防、生物医学工程等多学科扩展形成的一门综合性学科）相比范围小得多，但医院在制定救援运输的管理制度中要兼顾到临床急诊、危重症监护等与急救息息相关的内容，确保医疗服务环节紧密相连。

急救医疗服务体系包括四个部分：院前急救、院内急诊、急危重症监护、康复治疗。中国的急救医疗服务体系包含：院前急救、急诊科、ICU急救。

①院前急救

院前急救护理工作的管理和制度应该包括：现场评估与呼救、现场救护、转运与途中监护的管理与操作规范、流程等。现将一些常见规范及流程做一简介，供管理者参考、选用。

A.现场评估与呼救

快速评估造成事故、伤害及发病的原因，有否存在对救护者、病人或旁观者造成伤害的危险环境；快速评估危重病情，包括对意识、气道、呼吸、循环等几方面进行评估。

B.现场救护

a.摆好体位

无意识、无呼吸、无心跳者，应将其置于复苏体位即仰卧位，并置于坚硬的平板上，解开衣领纽扣与裤带，进行现场心肺复苏。

神志不清有呼吸和循环者，应将其置于恢复体位即侧卧位，以防止分泌物、呕吐物吸入气管而窒息。意识、呼吸与心跳存在者，根据受伤、病变部位不同应摆好正确体位。

b.检伤与分类

检伤护理体检原则上尽量不移动病人身体，尤其对不能确定伤势的创伤病人，移动有时会加重病情。

C.转运与途中监护

a.转运

抬担架运送病人的基本要求是:尽量保持病人身体呈水平状态。行走时,病人的足在前,头在后。

b.途中监护

一是心电监测。二是给氧或机械通气。应用鼻导管或面罩给氧,注意保持气道通畅。三是建立或维持有效的静脉通路。四是正确实施院前急诊护理技术。

②急诊科

急诊科的管理是医院医疗服务急救的重点,关系到病患的生命安全,医院管理者在这一环节一定要重视,管理制度也要加强和细化。急诊科的管理一般包含:急诊科工作制度、抢救室工作制度、观察室工作制度、急诊首诊负责制、急诊就诊制度、重危患者抢救制度、交通事故急救管理制度、救护车管理制度、急诊科设施配置及管理制度、急诊患者接待管理制度、院前急救管理制度、院内急救接诊诊疗管理制度,灾害事故急救管理制度等。现将急诊管理主要制度介绍如下,管理者可参考这些管理制度制定适合自己的急诊相关的管理制度和规范、流程等。

A.急诊科工作制度

一是急诊科必须24h开诊,随时应诊,节假日照常接诊。工作人员必须明确急救工作的性质、任务,严格执行首诊负责制和抢救规则、程序、职责、制度及技术操作常规,掌握急救医学理论和抢救技术,实施急救措施以及抢救制度、分诊制度、交接班制度、查对制度、治疗护理制度、观察室工作制度、监护室与抢救室工作制度、病历书写制度、查房会诊制度、消毒隔离制度,严格履行各级各类人员职责。

二是值班护士不得离开接诊室。急诊患者就诊时,值班护士应立即通知有关科室值班医师,同时予以一定处置(如测体温、脉搏、血压等)和登记姓名、性别、年龄、住址、来院准确时间、单位等项目。值班医师在接到急诊通知后,必须在5~10min内接诊患者,进行处理。对拒绝来急诊科诊治患者或接急诊

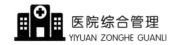

通知后10min不到的医师,急诊室护士随时通知医务科、门诊部或总值班室,与有关科室负责人联系,查清原因后予以严肃处理。

三是临床科室应选派技术水平较高的医师担任急诊工作,每个人任期不得少于6个月。实习医师和实习护士不得单独值急诊班。进修医师经科主任同意报医务科、门诊部批准,方可参加值班。

四是急诊科各类抢救药品、器材要准备完善,由专人管理,放置固定位置,经常检查,及时补充更新、修理和消毒,保证抢救需要。

五是对急诊患者要有高度的责任心和同情心,及时、准确、敏捷地进行救治,严密观察病情变化,做好各项记录。疑难、危、重症患者应在急诊科就地组织抢救,待病情稳定后再护送病房。对需立即进行手术治疗的患者,应及时送手术室进行手术。急诊医师应向病房或手术医师直接交班。任何科室或个人不得以任何理由或借口拒收急、重、危症患者。

六是急诊患者收入急诊观察室,由急诊医师书写病历,开好医嘱,急诊护士负责治疗,对急诊患者要密切观察病情变化并做好记录,及时有效地采取治疗措施。观察时间一般不超过3d,最多不超过一周。

七是遇重大抢救患者必须立即报告医务科、护理部、门诊部,有关领导亲临参加指挥。凡涉及法律纠纷的患者,在积极救治的同时,要积极向有关部门报告。

B.抢救室工作制度

一是抢救室专为抢救患者设置,其他任何情况不得占用(尤其抢救室)。抢救的人一旦允许搬动,即应转移出抢救室以备再来抢救患者时使用。

二是一切抢救药品、物品、器械、敷料均须放在指定位置,并有明显标记,不准任意挪用或外借。

三是药品、器械用后均需及时清理、消毒,消耗部分应及时补充,放回原处,以备再用。

四是每日核对一次物品,班班交接,做到账物相符。

五是无菌物品须注明灭菌日期,超过1周时重新灭菌。

六是每周须彻底清扫、消毒一次,室内禁止吸烟。

七是抢救时抢救人员要按岗定位,遵照各种疾病的抢救常规程序,进行工作。

八是每次抢救患者完毕后,要作现场评论和初步总结。

C.观察室工作制度

一是因病情需要,可在急诊科观察室短期观察患者(包括病情复杂难以确诊,需入院诊治而暂时无床又不能转出者)。

二是值班医师和护士,要严密观察病情变化,开好医嘱,及时填写急诊观察病历,随时记录病情和处理经过,认真做好交接班。

三是急诊观察室医师早、晚各查床一次,重症随时查看。主治医师每日查床一次,及时修订诊疗计划。

四是急诊观察室值班护士,要随时主动巡视患者的病情、输液、给氧等情况。发现病情变化,立即报告医师并及时记录。

五是加强基础护理,预防褥疮、肺炎等并发症的发生。

六是留观者只许留一人陪伴(特殊情况除外)。

七是留观时间一般不超过3d,最多不超过1周。

D.急诊首诊负责制

一是一般急诊患者,参照门诊首诊负责制执行,由急诊室护士通知有关科室值班医师。

二是重危患者如非本科室范畴,首诊医师应首先对患者进行一般抢救,并马上通知有关科室值班医师,在接诊医师到来后,向其介绍病情及抢救措施后方可离开。如提前离开,在此期间发生问题,由首诊医师负责。

三是如遇复杂病例,需两科或更多科室协同抢救时,首诊医师应首先进行必要的抢救,并通知医务科或总值班人员,以便立即调集各有关科室值班医师、护士等有关人员。当调集人员到达后,以其中职称最高者负责组织抢救。

E.急诊就诊制度

一是由接诊护士询问病情,确定就诊科目后,办理挂号,并通知有关科室急诊值班医生。病情复杂难以立即确定科别者,由首诊科负责处理。

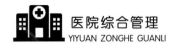

二是接诊医生检诊后,记录检查结果及处理意见。

三是传染病患者应到隔离室就诊。

四是对重病及病危患者应即刻通知值班医生做紧急处理,然后办挂号手续。须有专人陪伴,随时观察病情变化。

五是接诊护士测体温,必要时测呼吸、脉搏和血压(重危患者必须测血压),一般患者用腋表,小儿、昏迷、精神失常、惊厥患者用肛表。

六是需要抢救的危重病者,在值班医生到达前,护士可酌情先予急救处理,如止血、给氧、人工呼吸、胸外按压、吸痰等,亦可请其他值班医生进行初步急救,被邀请医生不得拒绝。

七是紫绀及呼吸困难者吸氧。体温超过39℃可予冰袋或冰敷降温。呼吸心跳停止者即行胸外心脏按压、心内注射及气管内插管给氧、静脉输液等。

八是需要X光等检查的患者,就病情需要,须有工作人员或陪伴人员陪送,或通知有关科室到急诊科检查。

九是病情需要时,可邀请其他科值班医生会诊。遇有就诊者过多或疑难病例,应及时请上级医生协助。遇有大批急诊或病情复杂,需要多方面合作抢救的患者,应通知急诊科主任、医务科科长及院长。所有会诊及一切处理经过,应记入病案。

十是病情需要时,可转入急诊观察室观察。

十一是多部位伤的患者或多种(两种以上)疾病共存的患者就诊时,应由病情最危重的科室首先负责诊治,其他科室密切配合。

十二是有急症需手术者,按医嘱做术前准备,并通知手术室,如需住院,由陪送人或护士代办住院手续。

十三是重危病者入院时,由护士亲自护送,并对病区护士做好交班。

十四是急症由于交通事故、服毒、自杀等涉及公安、司法者,应立即通知有关单位。

十五是护士应记录患者到达时刻、医生到达时刻及患者送入病区时刻。

F.值班工作制度

一是值班人员负责处理全日急诊工作,必须严守岗位,态度热情,工作细心,认真履行职责。实习人员参加值班时,应有专人指导。

二是各科室派责任心强、毕业3年以上的人员来急诊科工作,应将名单送医务科和急诊科。值班者不得擅自离开岗位。

三是值班护士交接班时,应检查一切急救用品的性能、数量及其放置位置,如有缺损或不适用时,应立即补充更换。放置位置有误时,立即改正。担任急诊医护人员如需出诊,必须有人代替工作。

四是严格执行交接班及查对制度。急诊及观察患者,应床旁交班,避免将处理未毕的事项交他人处理。

G.重危患者抢救制度

一是抢救工作须组织健全,分工周密,参加抢救的医护人员必须做到严肃认真、分秒必争。

二是在抢救中应由急诊科主任、护士或在场的最高职称的医生担任组织抢救工作,参加抢救的人员应服从指挥,准确地完成各项工作。抢救过程应严格执行正规技术操作及查对制度。

三是必要时由医院组织抢救组进行抢救,在听到抢救的呼叫讯号后,参加抢救的人员立即奔赴急诊科参加抢救工作。

四是经抢救后病患允许移动时,应迅速送入监护室或病房。如需继续抢救或进行手术者,应预先通知病房或手术室做好准备。不能搬动而急需手术者,应在急诊室进行。留监护室继续抢救治疗者,待病情好转后再送入病区。

五是凡经抢救的患者,应有详细病案及抢救记录,抢救工作告一段落时,应做小结。

H.交通事故急救管理制度

一是重大交通事故造成伤亡已成为人类疾病的重要死因之一,急救管理原则是"先抢后救""先非医疗工程救险后现场医疗救护"。

二是在发生车祸事故后首先要将伤员从车内救出,燃烧或毒气等因素都会继续进一步威胁伤员,其原则是尽快将伤员从车内救出,这是抢救的第一环,否则无法进行有效的医疗处理。

三是第二环现场急救,着重处理伤员的出血、窒息、休克等严重问题,进行

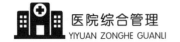

止血、包扎、固定、注射强心剂、呼吸兴奋剂。

四在是保护生命和减轻伤残的原则下尽快进入第三环节,即医疗运输。借助救护车运送,有条件的还可采用直升飞机等,以使救护工作速度快、颠簸少、较平稳。

Ⅰ.救护车管理制度

a.职责

一是护士长、救护车司机每天检查救护车的车况、车容、抢救设备和药品。

二是急诊班护士每班检查救护车的车况、车容、抢救设备和药品,做到及时更换和补充并做好登记。

三是护理部每月检查救护车的车况、车容、抢救设备和药品。

四是科主任、护士长对救护车进行严格管理,救护车只做医疗救护用,不得挪做他用。

五是救护车司机必须保持车况良好、车容车貌整洁,接到电话5min内必须出车。并备有出车登记本,记录出车时间、地点、到达时间、随车人员等。

b.工作程序

一是当医务人员接到120电话后,立即通知司机及值班医生、护士,携带必要的抢救设备5min内出发(用物见"救护车物品配备清单")。由接120电话医生在出车登记本上记录出车时间、地点、到达时间、随行人员等。

二是药品、器材、物品用后均由出诊护士及时补充、清理、消毒,使其保持完好备用。护士长每天检查,急诊班、上夜、下夜三班要每班检查,并严格执行交接班制度,做好各种登记。发现抢救仪器有故障应及时报告科主任、护士长,并请维修工修理。

三是救护车离开本院执行任务,须报本院医务科同意,并上报急救医疗中心指挥调度室,以便指挥中心随时掌握救护车动向。

四是出车执行120急救任务返回医院时,出诊医生须向急救中心指挥调度室报告出车情况并做好登记。

五是车内禁止吸烟、摆放杂物。

六是救护车司机定期做好车辆的检修、保养和救护车的清洁、消毒工作，保持车况良好，安全行驶。

c.救护车使用规定

一是救护车为医疗救护专用，实行24h院内值班，由急诊科主任、护士长签发派车单。司机接到通知后，应在5min内做好出车准备，及时出车。

二是使用救护车一律按标准交费，一般情况先收费后出车。如情况紧急或通过电话呼救者，可先出车，出车费由司机负责督促患者补交。

三是住院患者要求到外院就诊、检查或请外院医生会诊、手术者，均按上述收费标准，交纳出车费。

四是每月末由救护车司机将每次派车单和收费单据校对后交财务科审查收支情况，按医院出车补助标准，结算出车补助费。

五是非医疗用车，必须经业务院长签发派车单。私自派车、私自出车和出车不收费，查明责任者，按出车地点收费标准加倍罚款。

J.急诊患者接待管理制度

a.职责

一是急诊护士负责急诊患者接诊、分诊工作，按医嘱及时进行各种治疗和护理服务。

二是急诊科护士长负责指导接诊、分诊工作，协调解决急诊患者接诊过程出现的问题及意外。

三是护理部主任、急诊科主任负责协调解决特大意外、灾难事件及大的纠纷。

b.工作程序

一是急诊科专门设立一急诊班护士，负责接待来诊急诊患者，24h值班。

二是接诊护士应按急诊患者病情轻、重、缓、急分别处理。

Ⅰ.对接受治疗的患者，当班护士根据需要安排坐姿或卧位，并介绍环境，交待注意事项及患者须知。

Ⅱ.对外伤的患者，接诊护士应做相应的初步处理，如止血包扎、固定制动等。

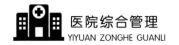
Ⅲ.高热患者按医嘱予以测量体温、物理降温,并安排床位、保暖等。在病历上做相应的记录,并按医嘱给予治疗及护理。

Ⅳ.急诊护士接到危重患者直接送入抢救室,通知相关医生抢救,并参加抢救工作,开通各种抢救通道,准备各种抢救仪器。遇到因科内条件限制不能处理的急诊患者(如心脏破裂、股动脉破裂等)应立即送往手术室,争取抢救时间,在护送途中做好相应救治工作(如开通静脉通道等)。

Ⅴ.遇到由路人送来的无名氏,做好接诊救治工作的同时,护士应向患者询问他的地址、姓名、电话,根据患者提供的资料,联系其家人或朋友。

Ⅵ.对神志不清而无人照看者,在做好救治工作的同时,接诊护士和医生同时检查、清点患者的物品并登记、签名后暂时保管。根据患者随身物品所提供的资料,设法通知其家人或朋友。

K.急诊科设施配置及管理制度

a.职责

一是病区设施配置不完善的,科主任或护士长应及时向院领导及设备科报告申请。

二是病区的设施管理责任到人,并有定期检查、登记、签名。

三是护士长每周进行一次设施、器械的检查,护士每班当面清点交接,发现问题及时请维修工修理,如有遗失,当班护士应立即向科主任、护士长汇报,然后向院领导汇报。

四是对陈旧、磨损的设施使用不便,必须报废的,科主任或护士长应向设备科申请报废、更新。

b.工作程序

一是病区设施策划及配置,按国家规定的病区设施要求配置病区所需设施及器材。

二是科主任、护士长负责收集设施及器材使用信息,如需要增加的设施、器材,填写购买申请单,送医院领导审批。

三是护士长负责对购买的设施及器材进行建账管理,并按病区及编号标识在醒目的位置。

四是护士长建立仪器使用登记本,当班人员负责使用后的清洁及维护,使该仪器处于备用状态。

五是使用当中发现故障,及时汇报护士长或科主任,同时汇报器械维修工及设备科。

六是每种器械、设施,定人、定期、定地点、定数量管理,保证各种仪器、材料性能良好。

七是一切抢救器械、物品使用后,要及时归还,清理补充,并保持清洁、整齐。

八是病区的急救设施不准挪用、外借,非急救设施原则上也不准挪用,若其他科室要作短暂的借用,也要有登记,杜绝以私人的名义借用。

九是护士长每周全面检查一次科室所有设施、器械,对贵重仪器使用后应有记载。

L.院内急救接诊、诊疗管理制度

a.职责

一是由科主任、护士长负责急诊科人员日常工作安排。

二是由科主任、护士长负责配置、领用急诊科急救所需设施及器材。

三是由护士长、质控护士负责对急诊科设施及器材的管理、维护和使用记录进行控制。

四是急诊科各级医护人员实施院内急救接诊、诊疗工作。

b.工作程序

一是急诊科设施策划及配置:按国家对急诊科设施的规定要求配置所需的设施及器材。二是日常工作安排:科主任、护士长负责急诊科工作人员的日常工作安排,制定一定时间内的医、护人员值班表,并对医护人员的出勤情况进行检查以保证急诊科24h开诊。

三是急诊就诊范围:急性外伤;急性腹痛;突发性高热;各类休克;各类大出血;心、肺、脑、肝、肾功能衰竭或多脏器功能衰竭;昏迷、抽搐、呕吐;耳道、鼻道、咽部、眼内、气管、食管内异物或疼痛、出血;中毒、中暑、自缢、淹溺、触电;急性过敏;其他急性病症。

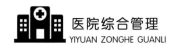
急诊患者往往比较复杂,表现千差万别,因而不要死卡条文贻误病情。

c.院内急救患者的接诊

一是急诊值班人员坚守岗位,要严肃、认真、迅速、敏捷地救护患者,对患者态度和蔼、热情负责。

二是当遇有急、危、重患者时,分诊护士应立即将其送往急诊专科诊室进行救治,后补挂号手续。

d.院内急救患者的诊断、治疗

一是首诊医师对就诊患者认真负责,仔细询问病史、仔细查体,做必要的辅助检查,在最短时间内进行救治。具体工作程序参照《常见疾病基本诊疗规范》和《医疗护理技术操作常规》中各种急诊疾病的诊疗常规。

二是如果首诊医师发现就诊患者的病情涉及其他专科或确系他科诊治范围时,在完成各项检查并做了必要的处置、写好病历后,再请有关专科会诊。危重患者应由首诊医师陪送。

三是病情较重的患者,当值医师应决定是否收急诊留观或收住入院,经抢救后的患者,如病情稳定或允许移动时,应迅速送入病房或手术室。

四是值班医师对急救留观患者负责观察病情变化,及时写好留观病历及观察记录,并做好交接班工作。

五是对传染病患者或疑似传染病患者应做好登记及报告工作,遇有交通事故、吸毒、自杀或有伤情异议等患者及涉及公安、司法情况时,由值班人员报告总值班,通知有关单位。

六是护士认真执行医嘱,及时配合医生的抢救工作,要对急诊抢救设备、药品保证完好、充足,并做好护理观察记录。

七是急诊科主任、主任医师、副主任医师要主持各种抢救工作及死亡病例讨论、会诊工作,及时总结经验、教训。

八是当遇有特殊情况时,当值医师要及时、如实向上级领导报告,白天应向急诊科主任及医务科主任报告,夜间报告医院总值班,请求处理意见,避免造成不良影响或后果。

M.灾害事故急救管理制度

a.职责

一是由院领导组织成立灾害事故急救方案及领导小组。

二是由急诊科主任、护士长负责监督执行院前(灾害事故)急救工作制度。

三是以急诊科医护人员为核心,各临床科室辅助完成灾害事故的救护工作。

b.工作程序

一是医院加强急诊科建设,有固定的人员编制,充实的技术骨干,配备必需的抢救设备,提高应急能力,严格执行基本医疗管理制度中的各项急诊规章制度。

二是设立灾害事故急救领导小组。

三是院前灾害事故急救范围:包括自然灾害和人为灾害。如:暴雨、洪水、台风、地震、火山爆发、泥石流等自然灾害,火灾、车船飞机事故、矿山塌陷、爆炸、毒气泄漏、武装暴力等人为灾害。

c.急救过程

一是医院遇有灾害事故急救时应立即报告卫生行政主管部门。

二是科主任及时通知医院急救领导小组,组织足够力量抢救,并及时将现场情况报告急救中心指挥调度室,通知有关医院做好接诊准备,或要求现场增援,并与公安、消防等部门进行协调,尽力完成院前救护任务。

三是遇灾害事故急救要严格实行就近、就地抢救原则,急、重、危患者生命体征不稳定时不得转院,首诊医院因病床、设备、技术条件所限确需转院而病情又允许的条件下,由专人护送至目的医院,并进行详细病情交接。

四是急救的内容包括现场急救和途中救护。

五是院内临床科室及相应科室积极做好增援工作,不得以任何理由拒收患者。

③ICU急救

ICU是急救是这一体系的第三环节,也是最后一个环节。危重病的监护与治疗是近年来兴起的一门临床学科,宗旨是为危及生命的急性重症病人提供

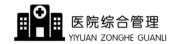
技术和高质量的医疗服务,即对危急重症的病人进行生理机能的监测、生命支持、防治并发症,促进和加快病人的康复过程,这是继复苏后的一种更高层次的医疗服务,是社会现代化和医学科学发展的必然趋势。近年来,随着高新科技的不断进步,多种检测和支持设备广泛应用于临床,ICU病房的普及与规范,人们对生命生理机能的了解也逐渐完善,因此,提高了对衰竭器官的支持和保护能力,使危急重病的抢救成功率明显提高,许多危急重症的病人在严密监护与精心治疗下,度过了生命中最困难的时刻,逐渐走向康复。同时,也带动和促进了其他临床学科的进步和发展。

ICU的监护水平如何,设备是否先进,已成为衡量一个医院水平的重要标志。中国的ICU起步较晚,开始于20世纪80年代初期,但受到了重视,发展很快。制定相关制度时需要根据医院实际结合ICU急救规范,科学制定管理体系和制度。这些制度应该含有如下基本内容,并不断完善和改进。

探视、陪伴制度;病房药柜管理制度;ICU收治原则及疾病范围制度;ICU病人的管理制度;病房管理的制度;医疗纠纷的接待与处理制度;查房制度;医师值班、交接班制度;转院、转科制度等。

（7）预防保健

医院的预防保健工作肩负着医院及辖区内预防保健工作重任,组织实施上级有关预防保健工作任务,开展以疾病预防、健康保健为主的各项工作,包括:传染病管理、慢性非传染性疾病防治及管理、死亡病例网络报告和管理、宣传教育、食源性疾病及从业人员管理等工作,同时为群众提供健康体检服务等工作。预防保健科应该不断加强科室建设,建立一支以预防、保健、体检为一体的精良队伍,更好地为广大群众服务。预防保健科室管理方法在上级主管单位规定的相关制度大纲宗旨下,根据医院和科室实际情况制定,抓住要点和核心内容,可参照如下设立制度要点:

①贯彻"预防为主"的卫生工作方针,在上级卫生行政部门及院方的领导下,接受疾病预防控制机构、妇幼保健机构的业务技术指导,认真做好院内及辖区内的预防保健工作。

②依照《中华人民共和国传染病防治法》对传染性疾病依法进行管理,建

立健全卫生管理监督检查制度,定期对医院内传染病报告工作进行检查。

③依法对医院执行《中华人民共和国传染病防治法》和疫情报告工作情况进行监督检查,发现问题及时纠正。

④对医院内各诊疗科室和收治的病人建立"传染病登记报告"制度,一旦发现传染病疫情或群体性不明原因疾病,要严格按照《中华人民共和国传染病防治法》及《突发公共卫生事件应急条例》规定的时限向驻地疾病预防控制机构及卫生行政主管部门上报疫情,并实施疫情网络直报。

⑤在突发公共卫生事件应急状态下,实行"日报、零报、随时报"制度;负责协助疾病预防控制机构做好流行病学调查,控制疫情蔓延。

⑥认真贯彻《中华人民共和国传染病防治法》"关于国家对儿童实行预防接种证的制度",坚持做好常规免疫、扩大免疫、强化免疫工作,定期开设预防接种门诊,负责完成辖区内适龄儿童及流动儿童的预防接种工作,积极参加卫生部门开展的规范计划免疫接种点工作,并创造性地开展工作。

⑦认真贯彻《中华人民共和国母婴保健法》及其"实施办法"和"两纲两规",做好妇女儿童保健、儿童系统管理和出生缺陷监测,发现婴儿及5岁以下儿童死亡要及时上报,并做好妇幼卫生信息的统计上报工作。

⑧在医院和所辖社区开展经常性的健康教育知识宣传活动,普及健康知识,努力提高广大群众的防病意识和卫生行为。

⑨积极开展、督促、检查、指导本院和本地段的爱国卫生运动,经常宣传卫生知识,健全卫生制度,做好除害灭病工作。

⑩认真贯彻落实国家计划生育法律、法规、政策及相关文件精神,做好计划生育宣传和技术指导工作。

⑪负责本院或本医疗机构职工的保健工作。本院职工的诊治、病休、住院、会诊和转院等,由预防保健科医师根据病情和有关规定处理。

(8)药品使用及监管

药品是人类与疾病斗争的重要武器,药品有防病治病的积极作用,但使用和管理不当又会引起药物中毒或药源性疾病等。要做到合理用药需要有医药专业知识的医师、药师的指导。目前生产、经营的药品大多数都在医院以处方药的形式使用。因此医院是药品使用的主要部门,医院药事管理是整个药事管理中的重要环节,医院的药品管理是医院重要的管理内容,也是医院医疗服务中重要的管理项目,此方面国家相关政策法规、制度等都做了比较全面和详细的规定,这里不再赘述,医院可在此制度和规范下制定符合自己的更加详尽的药品使用制度。对医院药品事务管理的重心,应从对"物"的管理,转变为"物"、用药的"人"并重的管理,即以对患者合理用药为中心的系统药事管理。由于每个医院实际情况不同,管理方法有别,但药品使用这一共性是同样的,制定药品管理制度的内容应有以下几点,在此基础上医院可完善和改进。图5-5。

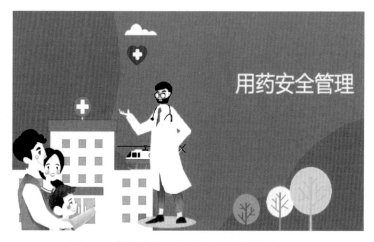

图5-5 药品管理是医院重要的管理内容

①药事管理要点

一是组织管理。医院药剂科(部、处)的组织体制、人员配备和各类人员的职责等。

二是药品供应管理。药品采购、贮存、供应等。

三是调剂业务管理。药品从医院转移给患者,是药品使用的重要环节。

四是自配制剂管理。按制剂有关规定进行严格管理。

五是药品质量和监督管理。包括药品检验、合理用药和特殊管理药品的监督管理。

六是临床药学业务管理。药品安全性、有效性、合理性的评价和管理。

七是药物信息管理。为医护人员和患者提供用药咨询。

其他科研管理、经济管理、各类人员培训和继续教育管理等。

②药品使用管理要点

一是常规药品管理。常规药品要按需确定种类,建立账目、专柜、分类放置,标识清楚,专人管理,清理、补充及时,无积压、过期、变质,并有交接登记。

二是口服药、外用药品区分放置,瓶签清晰。病区口服药基数按需求设置,存放于干燥清洁玻璃瓶内,瓶外蓝框白底标签应清楚标识药名、剂量、数量;病房根据病情需要设置外用药品基数,如石蜡油、漱口液、硫酸镁溶液等。外用药应专柜存放,使用红框白底标签标识,标签清晰,勿与消毒剂混放。

三是急救药品管理。急救药品做到"四定":定量、定位、定专人保管、定期检查。完好率100%。建立急救药品一览卡、药品放置示意图、急救药品交接本。班班交接,交接人员签名;每周一护士长与治疗护士共同清查一次,有记录并签名;护理人员必须掌握急救药品药理作用、使用方法和不良反应观察处理,并有培训考核记录;急救药品有备用基数,按分类依次放置,药物应标注有效期,用后及时补充。

四是特殊药品管理。高危药品:建立高危药品目录、严格使用登记、落实高危药品警示制度,明确高危药品潜在风险及使用注意事项,做好相应指标监测。毒麻限剧药:置保险柜存放,达到"四定"要求,保持与医院"关于科室存放麻醉和精神药品基数的通知"相一致的固定种类与数量,按要求登记、交接,基数不可随意增减,需变更时,要按照科室申请——医务处、护理部审批——下发公布通知的程序落实。

（9）病患随访

出院病人随访管理在医疗服务中是不可缺的一部分,随着人们对健康地进一步追求,深化"以病人为中心"的服务理念,延伸医疗服务,不断改进工作,全面提升服务质量,提高患者满意度,加强医患沟通,构建和谐的医患关系。加强出院病人的随访管理,制定和完善相关制度,意义重大。管理要遵照国家主管部门法规政策要求,要依据《关于医院出院病人随访制度的制定》中的条款为总原则,进行科学、细致、完善地管理。

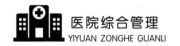

各科均要建立出院病人住院信息登记电子档案,内容应包括:姓名、年龄、单位、住址、联系电话、门诊诊断、住院治疗结果、出院诊断和随访情况等内容,填写人由病人本次住院期间的主管医师负责填写。

所有出院后需院外继续治疗、康复和定期复诊的患者均在随访范围。

随访方式包括电话随访、接受咨询、上门随诊、书信联系等,随访的内容包括:了解病人出院后的治疗效果、病情变化和恢复情况,指导病人如何用药、如何康复、何时回院复诊、病情变化后的处置意见等专业技术性指导。

随诊时间应根据病人病情和治疗需要而定,治疗用药副作用较大、病情复杂和危重的病人出院后应随时随访,一般需长期治疗的慢性病人或疾病恢复慢的病人出院2~4周内应随访一次,此后至少三个月随访一次。

负责随访的医务人员由相关科室的科主任、护士长和病人住院期间的主管医师负责。第一责任人为主管医师,随访情况由主管医师按要求填写在住院病人信息档案随访记录部分。并根据随访情况决定是否与上级医师、科主任一起随访。

科主任应对住院医师的分管出院病人随访情况每月至少检查一次。对没有按要求进行随访的医务人员应进行督促。

医务科、护理部应对各临床科室的出院病人信息登记和随访情况定期检查指导,并将检查情况向业务院长汇报及全院通报。

各临床科室出院病人信息登记电子存档率要求达100%。每漏登记一人扣主管医师20个岗点,科室每月底统计总登记率低于90%时,每降低1%,扣全科人员人均10个岗点(岗位工资的点数)。急、危、疑难病人、慢性病病人、需定期复诊的病人及病情康复较慢的病人随访率要达到100%。每漏随访一人扣主管医师20个岗点,科室每月底统计必须随访的病人随访率低于90%时,每降低1%,扣全科人员人均10个岗点。

除了相关要点外,回访中心对回访结果要定期进行记录梳理与分析汇总,对于患者提出的一般建议性意见,由回访员即时反馈给科室负责人,立行立改;对于患者投诉、提出的重要、疑难问题和意见建议,可由客服人员填写意见建议单,通知相关科室限期整改解决;对于重大问题和影响全局的意见建议,每月汇总一次,上报院长办公会研究解决。回访中心每月对回访结果分类汇总,对投诉、满意率、随访率未达标的科室按照规定进行奖惩。

（10）健康教育

医院健康教育通常是伴随诊疗过程进行的,必须符合患病人群的愿望与自身需求,避免客观上的强制性,这样才容易为病人及家属接受。医院健康教育必须建立在充分了解病人需求的基础上,要有针对性。健康教育管理的要点和制度要以其主要内容来制定,健康教育主要包括以下几个方面。

心理疏导。良好的心理状态有利于调动病人的积极性,促进身心健康,尤其是心身性疾病,保持乐观的心理对疾病康复尤其重要。医护人员应针对病人的心理特点和心理需求,有的放矢进行心理疏导,解除病人的心理压力,提高病人的自我心理保健能力,使其始终保持积极乐观的情绪。

有关疾病的知识讲解。由于疾病和健康问题的种类很多,针对不同个体差异,疾病及相关的健康问题均应有不同的教育内容,如病因、治疗、康复预防、家庭护理、自我保健等。另外,医护人员应围绕医疗业务活动确定健康教育内容,并针对病人的个体特点进行个体化的健康教育。

建立健康的行为方式。有些疾病常和病人不良生活习惯有关,如吸烟、嗜酒等,医生应当充分利用医学知识和病人对医生的尊重和信赖,劝导病人建立健康的生活行为。

详细指导用药。临床工作中经常遇到病人不知如何用药或用错药的事情,如有些疾病长期服用激素,在治疗过程中应逐渐减量和停药,但有的病人自以为病情已好转,就擅自突然停药或减量过快而导致病情反跳或复发,这就需要我们医护人员一定要对病人详细交待用药方法、剂量、时间及简单的药理知识、可能出现的药物副作用等,使病人正确用药、信任治疗。其他如乱用抗生素现象等,我们均应予以正确引导,做到合理用药。

各种检查和化验知识的讲解。如:临床上给病人做B超检查时发现肝脏上有血管瘤或囊肿,其实是一种良性病变,可有些病人总怀疑是恶性肿瘤,整天提心吊胆,医护人员就应该给予仔细的讲解,消除病人的顾虑。其他如一些化验结果,病人也不知是什么意思,也要给予解释。

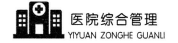
疾病的家庭护理和自我保健。有些疾病尤其是慢性病是一个长期治疗的过程。对于如何继续用药、病人和家属如何配合才能预防复发等问题,医生一定要仔细地讲解。医生可将电话号码留给病人或家属,以备必要时联系。

健康教育是医院的重要职能之一,由于生活节奏加快,诊疗时间和医院专家号有限,在医疗服务中,专家或医师对病患的健康教育很缺乏,但其重要性已越来越受到人们的重视。医院应该在此方面重视和加强管理。开展健康教育的近期效应能协调医患关系,使病人配合治疗,从而提高治疗效果和医疗质量;远期效应能增强人们的自我保健意识,提高健康水平,减少疾病的发生。因此,医护人员在临床工作中,更要积极开展健康教育,通过医患间的沟通互动,建立朋友式的医患关系,提高医疗质量。

6.诊区布局

门诊部是门诊医生经过一系列的医学手段、辅助检查,为患者提出初步诊断,为患者进行简单门诊治疗的场所,也是医院各功能单元中人流最为集中、构成相对复杂的部门。随着医院规模的扩大和门诊功能的加强和细化,医院在诊区门诊设点及内部诊区布局上要按照当地人口密度、交通、距离以及布局的科学性、便捷性,按照不同要求和类型进行划分,实现科学布局、规范管理。

(1)门诊分类

门诊诊区可划分为普通门诊和专科门诊两大类。门诊部应设在靠近医院交通入口处,应与医技用房邻近,并应处理好门诊内各部门的相互关系,流程应合理并避免院内感染。

普通门诊。普通门诊包括内科、外科,门诊总量占比大,一般设置在医院门诊部底层部分,方便大量日间门诊患者看诊。

专科门诊。专科门诊主要服务常见病和慢性病患者,针对某一类人群或某一些专病开设,一般设置在普通门诊楼上部区域或水平布置,某些医院的特色科室会设置在明显区域。

(2)功能区域划分

门诊区域一般独立自成一区,形成门诊单元,主要划分为公共区、候诊区、检查区、医疗辅助区。

公共区。设置门厅、挂号、问询、病历、预检分诊、记账、收费、药房、候诊、采血、检验、输液、注射、卫生间等空间,是为患者服务的公共设施。

候诊区。候诊区是为就诊患者等待检查诊治提供的休息场所,宜分科候诊。一般分为一次候诊、二次候诊。一次候诊一般为大厅候诊,当电子屏幕呼叫到患者时,患者进入二次候诊区域,等待诊室患者出来后依次进入;二次候诊主要为走廊候诊。

检查区。检查区包括各科诊室和治疗用房,为患者提供相应的医疗服务。

医疗辅助区。办公室、示教室、生活间、更衣室、值班室、卫生间等,为医护人员提供休息、办公场所。

（3）整体布局

诊区在布局时要在平面功能布局设计上按照科室的不同,对空间要求、使用功能、面积大小、设备的配套等做科学合理的管理规划。对门诊部的整体布局设计在充分满足门诊、急诊、住院、后勤供应等使用功能上,组织好各部门之间的联系,确保合理顺畅的治疗流程的同时,明确区分各类不同的洁污流线。

一是医院的门诊、医技、住院综合楼,多栋建筑都要设置多个出入口,要有机的连成一个整体。最好是分别设置门诊入口、急诊入口、儿科入口、肠道门诊入口、住院出入口、工作人员出入口等,路线明确,互不干扰又密切关系。

二是为预防门诊人数多的科室有人多、长距离流动的现象,门诊量多的科室比如内科、外科、儿科、妇产、中医科等的位置通常要尽可能接近地面,靠近门诊大厅位置。并且门诊部的平面布局要紧凑,降低从门诊大厅到各个科室候诊厅之间的距离。各科普通病人由门诊综合大厅分流之后,需要就诊的部分病人会顺次被引到二次候诊,以此保证流程秩序。

三是每个主要的科室都要保持独立,不要让无关人员通行,不允许其他科室的用房和公共领域介入,严格避免串科情况,要维持正常的工作秩序。房间安排和门诊流程要相互协调一致,保证程序流畅,减少迂回。互相关系的科室相邻布置,便于构成专科、专病中心,有利于会诊,减少病人在科室间来回移动。中小型医院的门诊部、急诊科整体布局设计,比起大型综合性医院而言,

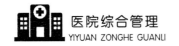
科室的分类和规模都要有区别,在改扩建和新建时要遵守医疗流程的基本原则,在有限的规模中做到洁污分流和分区以及合理流线组织。

(4)一院多区

随着医院规模的扩大,在主院区职能科室一体化承担分院区管理职能的同时,医院诊区实现在分院或其他地方多点布局,诊区实行综合统一管理,这种布局管理有利于发挥医院的核心竞争力。"一院多区"正成为大型公立医院发展的普遍选择,分院区诊区建设和运营也考验着医院治理能力和管理水平。如何明确各院区的功能定位,注重差异化发展,防止低水平重复建设,如何借助信息化等手段,实现各院区诊区医疗服务、医疗质量、管理水平的同质化,成为管理者必须要面对的课题。

在管理制度上"一院多区"办院格局的诊区布局,应确保核心地位,可分区诊治和打造疑难危重症诊治中心;分区实行"大专科、小综合"战略,培育知名专科品牌,突出专科,彰显特色的综合发展管理思路和制度。

7.护理服务

提高医院护理管理措施,需要从管理理念、制度的制定、临床实践、人才培养等方面全面强化综合管理,使医护服务和医院整体医疗服务治疗一同提升,确保就医满意度和医院品牌的打造,对医院的良性发展和运营意义重大。

(1)护理理念及模式

①更新思想,转变观念

随着社会的发展,医患关系出现复杂和紧张化的趋势,对护理的要求也越来越高,提高护理工作质量和管理水平,直接关系到患者的生命安全,对护理工作的管理措施,管理层首先要提高思想认识,明确内涵和工作目标,用新思路新理念创新护理管理工作。让护士真正理解基础护理是自己的本职工作,提倡以人为本,人性化服务,体现人性情感关怀,关心病人,尊重病人,以病人的利益和需求为中心,建立融洽的医患关系。

②深化人性化的护理服务

让护士走出传统护理误区,明白夯实基础护理不是无陪护,而是扭转家属承担生活护理的局面;护理文书不是不写而是简化;护士不是单纯给病人洗头洗脚,而是通过洗头洗脚等,这些看似简单、技术含量不高的工作来深化基础护理,来观察、发现病人的病情变化;护士不是不搞科研,而是高级护士更加贴近临床、贴近患者。将人性化的护理服务贯穿于病人住院的始终。在护理人员中形成"重基础、重人文、重服务"的良好氛围。

③重视细节,保障安全优质服务

"始于细微,见于平凡",病人在医疗过程中对医护人员的每一个细节都会倍加关注。在临床工作中,管理者应要求护理人员注重每个细小的工作,简单的基础护理工作恰恰是帮助病人实现生理、心理满足和康复的第一步,是为病人提供系统化、全方位照顾的基础和核心,是观察病情最佳的途径,是护患沟通的最好桥梁,是护理工作者贴近病人最直接的体现。

④强化对基础护理的督导检查

逐步将基础护理工作由被动变为主动,将督促变成习惯,积极为病人着想,把病人的需求时刻放在第一位。并将基础护理和人文关怀贯穿于护理全过程。

⑤加强健康教育,和谐护患关系

自患者入院开始到出院,期间的饮食、用药、治疗、护理、检查、手术等一系列相关知识,护理人员应及时与患者和家属沟通交流,把健康教育贯穿于整个病人住院的全过程,并做到出院随访的健康教育工作,为患者提供人性化优质护理服务。

⑥强化训练,提高业务水平

管理中医院应对不同资质的临床护士有不同的训练考核要求,临床护士定期培训、考核;护理部主任、大科护士长定期组织检查和考试;病区护士长不定时进行检查考核工作的落实情况,领导和主管层层把关,使护士在思想上、行动上都真正地认识到基础护理工作的重要性,自觉完成每一项基础护理工作。

⑦调整模式,实行护士分层管理

根据科室具体情况可将护理人员分为几个护理责任小组,每组设组长一

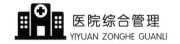
名,负责病区一部分病人的管理,由护理组长负责,责任分工细化,目标明确,并根据护理人员的工作能力、个人特长和资质分管不同病情的病人。小组人员分工明确又相互合作。实行分组包干、分床到护、责任到人、相互协作,24h负责服务;责任护士全面落实所管病人的质量措施、病情观察、特殊检查、基础护理、生活护理、心理护理、健康教育等工作,确保基础护理和各项治疗、护理措施落到实处。

(2)护理规范及制度

护理工作包括减轻病人痛苦、维持病人健康、帮助病人恢复健康、促进病人健康。减轻病人痛苦、维持病人健康是护士的基本职责和任务。医院在管理中制定护理规范及制度时应根据《中华人民共和国护士管理办法》中的条款结合医院实际制定管理办法,并遵循护理的十八项核心制度:护理安全管理制度;护理质量管理制度;抢救工作制度;病房管理制度;病房消离制度;护理查房制度;护理会诊制度;分级护理制度;患者身份识别制度;患者健康教育制度;查对制度、给药制度;护理交接班制度;护理差错、事故报告制度;防范患者跌倒坠床管理制度;防范患者坠床、跌倒的预案及处理流程;压疮的预防制度;压疮的预防管理制度。

(3)临床实践结合

在管理中主管领导应倡导学习氛围,在管理制度和规范中应制定与临床结合的具体条款,让护士学会接触患者,学会护理问诊与临床护理的条款。这都需要通过患者才能实现,要取得患者的信任与配合是重要前提。

临床实践中条款规定,必须树立良好的学风与医风,关心、体贴患者,问诊时耐心、细微,查体时动作准确、轻柔,尽量减轻患者的痛苦。多动手、勤动脑、反复实践是学习"护理学"的重要方法。

管理规定中明确临床护理技能必须反复实践才能掌握。除了通过向患者学习外,要求护理学生先要在自己身上或同学身上互相练习操作,尤其查体手法,要预先练习,以减轻患者痛苦,提高临床实践的效果。

除了以上几点,还需建立运行机制,规范医院临床护理教学与管理工作,从体系上为提供护理学生实践创造条件。

（4）专业人才的培养

①培养目标计划

护理专业人才培养的管理是为医院可持续发展提供专业人才的一个途径，是为适应现代化建设和护理事业发展需要而制定的，专业人才需要德智体美全面发展，掌握护理专业的基本理论知识和专业技能，具有良好的职业道德、人文素养、实践能力和创新精神，能在各级医疗、预防、保健机构从事临床护理、社区护理和健康保健等护理工作，要培养新型高等技术应用型护理专门人才。

医院可通过医学院校、医院内部、外部引进、培训升造等途径实现应用型护理专门人才培养的目标，可通过一些科学、规范的晋升考核渠道优先从医院选拔。

②培养要求

护理专业人才培养管理在管理规划中要对培养要求做出细致规定，这些规定以制度的方式确定下来并完善和改进。

A.知识要求

a.掌握现代护理学的基础理论和基本知识，掌握急、慢性和重症病人的护理原则与急救的护理配合；了解护理学科和医学技术发展动态。

b.掌握护理服务所必需的基础医学、临床医学、社会、人文等学科知识并能综合有效地运用于护理工作中。

c.掌握社区卫生服务的基本知识、方法。

d.具备必需的医疗卫生法规知识，熟悉国家卫生工作方针、政策及法规，在职业活动中学会用法律保护护理对象和自身的权益。

B.能力要求

a.具有为护理对象的身体、心理、社会、文化等方面提供整体护理的能力。

b.具有规范的基础护理和专科护理操作能力。

c.具有对急危重症病人的初步应急处理能力和配合抢救能力。

d.具有对常见病、多发病病情和常用药物疗效、反应的观察能力和护理能力。

e.具有社区卫生服务的基本技能、开展健康教育和卫生保健指导的能力。

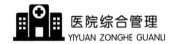
f.具有一定的护理科研和护理管理能力。

g.具有一定的英语基础和较好的英语会话、专业英语阅读能力。

h.具有较熟练的计算机基本操作技能。

i.具有良好的团结协作、沟通交流和合作的能力。

j.具有良好的适应第一线工作环境的基本能力;具有继续学习新知识和接受新技能的能力。

C.素质要求

a.思想道德素质:具有正确的世界观、人生观和价值观;能吃苦耐劳,乐于奉献,有事业心和责任感;具备较强的法律意识,自觉遵守法律法规、护理职业道德规范和社会公德;具备正确认识社会、判别是非的基本能力;具有良好的科学精神和创新能力。

b.人文素质:具有努力追求自我发展和自我完善、有求知欲和终身学习的精神,诚实守信、谦逊正直;具有团队协作精神,能与领导、同事团结合作。

c.身体心理素质:具有良好的生理、心理状态和社会适应能力,正确认识和评价自己,慎独意识强;具备一定的自我心理调整能力和对挫折、失败的承受能力。

D.资质要求

要求护理人员除获得护理专业相关学历外,还必须通过护士执业资格考试取得执业资格。

第六章　教学科研管理

科技的快速发展,科研管理在现代医院综合管理中占据越来越重要的位置,其管理的科学化水平对于医院整体科研实力的提升有着重要的影响,医院教学科研活动、管理理念及机制的精细化管理对提高医院的整体科研水平,实现科学研究的良性循环发挥了重要的作用。

医院在科研管理中引入管理,有助于提高医院科学研究的质量,实现可持续发展,管理机制应得到重视和广泛应用,医院各个部门之间的协调与合作,科研管理部门的管理应从常规的科研管理工作向创新型服务转型,不断提高教学科研综合管理水平。教学科研管理涉及医院的整体医疗水平的提升和发展,尤其是在某一领域的医疗技术专长或领先,在医院医疗服务中意义重大。

一、管理机制

管理机制应遵循以科学发展观、全心全意为患者服务的宗旨,以法律和法规为工作指南,遵循医学科学发展及人才培养的规律和特点,加大科研、学科建设,人才培养,科教兴院,从而使医学科技进步,医疗服务提升。

1. 科研教学管理

要以实事求是的管理机制,鼓励人才、中青年医务人员的科研积极性,做

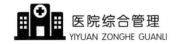
好新技术、新项目申报、准入、评审工作,并严格执行管理,使科研真正能转化为科学技术和防病治病的能力,产生社会和经济效益。要利用远程教育系统和专家做好教学,提升学术氛围,强化实践能力。要建立和完善医务人员在医学刊物上发表论文、出版专著等的激励制度,做好各级论文的核销、存档等工作。建立各科室专业的实习及各项教学管理工作,加强安全管理和考勤管理等工作。

2.专科建设

专科建设在管理上要规范,科室要有年度计划,医院与科室签订合同,并在考核中体现,要以社会效益和经济效益为考核标准,引进新技术项目,对先进性、可操作性进行论证,协助临床科室开展工作。

二、经费使用

近年来,医院将管理理念融入各项科研管理工作中,在绩效考核中建立科研奖励机制,协调增加科研投入,加快人才培养及重点实验室建设,全面调动了医务人员的科研创新积极性,有效促进了医院科研水平的迅速提升。做好科研经费管理工作,是保持医院科研管理工作健康发展的基础,完善科研经费管理措施,激发科研创新活力,是提升医院整体医疗质量的重要途径。

1.强化组织领导

医院要加强组织部署,加强科研经费管理。领导要高度重视,按照国家出台的相关政策法规,成立专门机构或部门,建立健全既遵循科研活动规律,又符合医院科研需求的科研经费管理机制,及时完善科研经费管理制度,落实国家科研经费管理的政策要求,简政放权、放管结合、优化服务,创新科研经费管理方式,形成充满活力的科研经费管理长效机制。严格落实科研经费管理相关要求,以及财务审计相关规定,有效地提高医院科研经费管理水平,提升科研经费使用的合规性,促进医院可持续发展。

2.做好科研经费的预算编制管理

由于科研立项与研究过程、产生成果不确定性,经费预算难以保证准确度,项目实际经费支出与项目预算经费往往可能不一致;另外由于经费来源多元化,不同来源渠道的科研经费,管理规定也不尽相同,负责人难以系统全面地掌握一系列管理制度等众多影响因素,医院可能无法合理合规地编制经费预算。因此医院应针对性地组织科研部门、财务部门、审计部门等,一起优化流程、完善制度、细化经费管理,从而加强科研经费管理,加强交流沟通,从科研项目申报、立项、验收全过程,为项目负责人提出专业建议;在关注预算的同时,核实课题组编制的实际支出,允许一定范围内的调整,有效落实研究方案和合理合规使用科研经费。科研部门总体掌握各个项目的研究进展及经费使用情况,财务部门既要参与科研项目经费的预算编制,也要及时了解项目的相关信息,并及时审核项目经费使用是否规范。医院要督促项目负责人根据经费获批情况,明确项目任务书并编制经费预算,可在除设备费外,其他支出的科目可适当调整经费支出金额。

3.做好科研经费的使用管理

科研课题负责人在使用科研经费时应注意把握好三个原则:一是经费支出要符合国家财务政策和课题所属科技计划的经费管理制度。二是以研究课题的任务目标为依据,支出应与课题任务紧密相关。三是支出经费应与同类研究的支出的标准大体相当。

在实施中,要健全管理制度,优化管理流程,完善管理办法。在科研经费报销流程中,要加强财务部门与科研部门的协作,在经费报销流程上实现"一站式"服务,由助理审核报销资料,转交财务部门,为科研人员减负。定期对项目费用进行核对,检查项目经费使用进度,发现问题后及时改正。通过财务、科研双登记制度,避免两个部门财务信息不一致,使科研经费管理工作细化。

要强化科研经费监管工作,定期进行经费审计及考核,对政策措施落实情况和科研资金使用情况加强审计监督。医院要充分发挥内部审计作用,加强资金使用的事前、事中、事后的动态监管,规范资金管理。

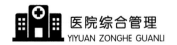

三、科研设施及用品

医学科研仪器设备管理是医学科研工作的重要组成部分,是一门技术性很强的专业工作。应本着勤俭办事、为科研服务的原则,贯彻国家有关科研政策、物资政策和财政政策,讲究经济效果和科研效果,择优供应,重点装备,兼顾一般,做好综合平衡,实行奖惩制度。制定科研设施及用品的规章制度,并负责督促检查。

研究单位和科室器材工作要与生活后勤分开,要成立相应的器材管理机构。器材及用品部门的工作,应由主管科研、教学、医疗业务的副院长、研究院(所)长等领导。

根据科研工作的发展需要,对本单位的实验室(研究室)做好装备计划和发展规划,编制仪器设备、化学试剂和实验动物等的年度需要计划,并组织实施。

器材工作人员的培训、提高要制定相关管理制度。对器材工作人员有组织、有计划分期分批进行轮训,提高管理水平。定期进行考核、晋升管理。

根据科研任务及实验室装备计划与财务计划,编制年度需要计划。仪器购进后验收工作及操作规程、定期检修管理制度要健全和明确,违反操作规程,以致造成责任事故的要追究责任。

四、科研人才培养

为更好地实施医院可持续发展战略,加大医院科研人才引进和人才培养力度,提升医院核心竞争力,管理者应结合医院实际情况,制定科研人才引进和人才培养管理的制度或办法,促进医院的良性发展。制定管理制度或办法时,可从以下几点总原则进行完善和细化。

一是医院要根据学科建设的需要,以德才兼备为标准,引进医学类专业技术人员、重要岗位特殊紧缺专业技术人才。

二是按照培养人才和引进人才相结合，结构调整和合理配置相结合的工作思路，做好医院人才的培养、教育，充分调动医院人才的积极性，为医院的发展提供强有力的人才保障。主要方式有提升学历学位和住院医生规范化培训、进修、学术交流、实习实践等方式。

三是制定人才薪酬制度或管理办法。建立一套完整制度，激励人才、留住人才、用好人才。

四是制定人才教学科研成果管理方面的细则。对教学科研取得的学术成果、社会效益、经济效益以科学的分配方式进行再分配。对稳定人才和医院医疗质量的快速提升有重大意义。

五、科研成果

1.科研成果内容

科研成果包括：论文和专著，自主研发的新产品原型，自主开发的新技术，发明专利，实用新型专利，外观设计专利，带有技术参数的图纸等，基础软件，应用软件等。科研成果根据其性质可分为三大类型：基础理论成果，是指在基础研究和应用研究领域取得的新发现、新学说，其成果的主要形式为科学论文、科学著作、原理性模型或发明专利等。应用技术成果，是指在科学研究、技术开发和应用中取得的新技术、新工艺、新产品、新材料、新设备，以及新品种和计算机软件等。软科学成果，是指对科技政策、科技管理和科技活动的研究所取得的理论、方法和观点，其成果的主要形式为研究报告。

2.科研成果效益分配或激励制度

医院的相关科研成果产生社会或经济效益后，分配或激励制度事关重大，涉及科研人员的利益和积极性，关系着医院科研力量的稳定，相关制度一定要健全和完善，以免好事变坏事。激励和分配机制的建立是一门很细致、复杂的学问，涉及很多方面，此方面没有现成的模式，只能探索和借鉴。

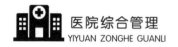
第七章　专业人才管理

　　科技是第一生产力,人才则是核心竞争力。医院的竞争归根结底是人才的竞争。谁拥有了人才,谁的人才培育、使用、管理有方,谁就占领了医院未来发展的制高点,就能获得持续的发展动力,从而在竞争中取胜。医院是高素质人才的聚集地,人才则是医院核心竞争力的体现。加强医院专业人才队伍建设,是医院发展的根本。在医院面临的改革压力和发展挑战日益严峻的形势下,加强专业人才队伍建设显得尤为关键。面对改革发展的挑战,医院要进一步解放思想、转变观念、深化改革、开拓创新,着力为人才队伍创造团结和谐、公平宽松的成长环境,建立竞争激励、脱颖而出的用才机制,开拓培养提高、施展才干的有效途径,努力开创人尽其才、才尽其用、人才辈出的健康、稳定、可持续发展新局面。

一、创新管理理念

1.加强领导,提供组织保障

　　人才工作能否做好取决于领导的重视程度和组织工作力度。医院领导层应高度重视人才队伍建设,积极实施"人才强院,科技兴院"战略,采取各种措施,积极开展人才引进与培养工作,出台相应的管理规章制度,为医院人才队伍建设工作提供有力保障。图7-1。

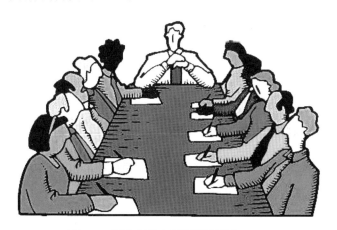

图7-1 医院领导应创新管理理念

2.改变观念,制定人性化科学化管理

更新观念,才能充分认识人才的重要性,医院人才管理要参与战略决策的制定,把对人能力的培养和积极性的发挥放在最重要位置,将组织目标和职工个人价值实现结合起来,重视职工个人发展和职业生涯设计。同时要关心干部职工的成长和进步,掌握干部职工思想动态,改善干部职工生活条件,努力解决职工实际困难,加强对干部职工的职业道德教育,引导医务人员弘扬和践行崇高职业精神,进一步增强干部职工主人翁意识,增强集体荣誉感和凝聚力。

二、引进培养双管齐下,优化人才结构

1.设定人才引进管理策略

要有人才引进的条件,从引进的对象范围、引进的条件等各方面制定计划,医院应立足现实和发展需要,科学制定岗位需求计划,通过公开、公平、公正的招聘和考核,为医院发展选择岗位急需,同时各方面能力素质与岗位相适

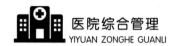
应的专业人才。通过多种方式,保证人才引进质量。引进对象范围可包括医学类博士研究生、硕士研究生。副主任医师及以上职称人员(学科带头人)、各类专业技术人员、规范化培训并取得资格证的人员以及医学类的专家教授等。引进条件要门槛合理,不能过高或过低,从年龄、身体、政治思想、专业资质以及国家法律法规规定的其他条件等方面制定引进人才的管理策略、制度。

2.制定科学合理的薪酬制度

人才引进的相关待遇制度要做好,科学合理的薪酬制度能够体现引进人才的价值,使其有留在医院、为医院奉献的动力。引进医学类高级人才的待遇可从一次性奖励现金作为安家补助(根据专业进行浮动)、购买商品住房的补贴、工资待遇、享受医院科研项目启动资金、解决编制等方面进行管理。

3.加强培训,优化专业人才结构

注重对医院内部专业人才的规划和培养,稳定现有人才队伍,加快人才梯队建设,鼓励职工学习深造,并制定奖励机制。邀请知名医院专家、教授来院讲课、会诊、交流,开展新技术活动,更新知识,提高医疗技术。

三、健全机制,用好专业人才

1.合理的用人机制

优化专业人才的政治、工作和生活环境,充分尊重人才、依靠人才、珍惜人才,努力建立人尽其才、才尽其用的用人机制,为人才在工作中施展才华搭建舞台。在政治上充分信任,工作上大力支持。从科研项目申报、新技术推广应用、设备添置、人员配备等方面给予大力支持,并做好后期服务工作。生活上多关心专业人才的思想动态,努力解决实际困难,提供必要的物质保障,切实解决好住房、就医、生活设施、人居环境等切身利益问题,解除他们的后顾之忧。同时从精神层面丰富其生活,凝聚人心。

创建积极向上、与时俱进的医院文化,营造创先争优、真诚服务的良好氛围,激发员工的奉献精神,使他们全身心地投入到医院的建设和发展中去。

2.科学的分配机制

改革人事制度,建立完善、科学、合理的薪酬分配、任免机制,创建个人有效发展的平台,使一流人才享受一流待遇。在分配制度上,向临床一线和专家倾斜,收入与个人对医院的贡献大小挂钩,充分调动医务人员的工作积极性。

3.完善的考核机制

在关心、重视人才的同时,也要加大对人才的监督管理和考核力度,组织对专业人员进行业务知识、操作技能和医疗法律法规等内容的考试,促进医务人员专业技术水平提升,对中层管理干部进行测评,对进修学习的专业技术人员举行专题汇报,确保进修成果得到应用,提高医院的核心竞争力。表彰激励先进人物和典型事迹,评选医德医风标兵、优质服务标兵、岗位能手以及优秀共产党员等,树立典型,激发人才奋发向上的工作热情。对引进人才从德、能、勤、绩四个方面综合考核,年度考核不合格的或出现违法违纪违规行为的,终止合同,并承担相关法律责任。

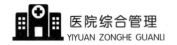
第八章　设备资产管理

医院的设备资产是单位能够实现稳定运行的重要载体,也是医院发展过程中所有经济活动能够顺利进行的基础,但在医院的实际管理过程中,资产管理情况不容乐观,管理的模式也不够客观,导致医院的经济效益间接受到了影响。在当前新的医院政策制度体系基础上,对医院的财务管理工作提出了明确的要求,需要在医院的资产管理过程中对基础设施、设备等固有资产进行合理分配和利用,使资产的权益能够得到相应的保障。

医院的设备资产也是医院进行临床诊治、提升医疗质量的物质保证。为明确相关科室职责,防止固定资产流失,提高固定资产的投资效益,保证医疗和其他工作正常进行,加强设备等资产的管理是非常必要的。

一、基础设施管理

1.建筑物管理

医院的建筑物管理主要是设计规划管理,医院在外部形态上既是一个自成体系的单位,也是城市建筑的不可分割的构成部分。设计医院建筑时,既要了解医院发展的历史,把握它的文化脉络,了解医院现有建筑的形态,实现和谐的统一,同时也要考虑到医院周边区域的历史文化、发展轨迹、建筑风貌,力求做到医院建筑融入整个城市,与周围的城市建筑和谐共生。整体功能上,医院是单位或是服务场所,总的来讲,医院对外联系的程度是非常高的,医院与城市在功能上要互动,可以借助周边的城市设施,解决配套、交通、停车等困难,掌握服务区域内城市功能的变化,实现医院的出入口与城市交通的快速对接。微观层面上,要组织好医院内部的各种流程,充分考虑院内主要的人流、车流,做到交通快捷、安全;同时要重视物流系统的组织,建议采取大小结合、快慢结合的物流传输方式,在经济性、安全性、便利性等方面求得平衡。内部流程的设置应依据相关规范或参考国内外的类似项目的经验,从诊疗技术角度进行理性分析、理性规划。要在细微处突显人性化,力求为患者营造一个赏心悦目的疗愈环境。如挂号收费窗口、便民服务中心、多渠道的电子预约系统、覆盖整个流程的信息服务系统、服务设施完善的诊间系统、多层次候诊系统、发药等系统,以及引入应对未来发展的智慧服务系统等。此外,将人性化关怀由患者延伸到医护人员,给他们营造独立的工作和生活空间、相对完善的设施,让医护人员有轻松的工作和生活环境。总体规划要富有弹性,医院建筑空间设计未必要一次到位,应当"留白",便于在建筑物可使用周期间的改造,使医院建筑从容应对各种特殊情况,如应对大型公共卫生事件的时候,在发热门诊建设中考虑平疫结合等。

建筑物的管理涉及卫生、环境、消毒、安全、后勤等方面。在制定管理方案和制度时要根据各方面的具体情况分类制定管理细则,并将这些管理制度作为一个统一、协调、相互关联的整体来监督执行,防止各部门各行其是,在管理上脱节。

2.医疗场所管理

医疗场所简言之就是对患者进行诊断、治疗(包括整容)、检测和护理的场所。医院的医疗场所概念更加具体和相对狭义,这些场所管理其实就是对医院的门诊、科室、医技、手术、药房、住院部等等场所的管理。医院医疗场所的区划相对专业,功能相对完善,管理者要根据医院综合管理的整体规划分区、分专业、按类别管理,同时也要讲求管理的整体性和协调性、互补性。应该重

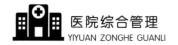

点注意两个方面。

一是遵循医院管理的整体目标。医院管理目标的制定,为医院管理工作带来方向,在此基础上还要从实际情况出发,还需要考虑在医疗场所能开发的科室,发掘当前科室的发展空间,员工的合理配置,工作中遇到困难怎么解决等等。

二是各区域场所间的配合及协调。在开展医院管理工作时,医院管理者应当保持各部门之间的沟通工作,及时了解部门、科室、员工工作的进展,发现场所各部门或区域衔接存在的问题,包括辅助部门存在的问题和不足,提出相应的建议,然后补充、完善制度,并监督执行。

二、设备使用与维修管理

1.管理制度的建立

(1)提高对医院设备管理与维护的重要性认识

医院的发展过程中要完善医院的医疗设备管理和维护环境,对医院资产管理环节进行全面梳理和整合,发现医院医疗设备管理环节存在的一些不足,制定相对应的严格管理措施。要积极转变对医疗设备管理的重要性的认识,并且严格执行管理的制度体系,积极落实相应的责任,以便于更好地提高医院设备管理制度的实际执行效果。

(2)管理制度要点与策略

除了常规管理方法外还可以通过新技术的智慧管理系统来使医疗设备管理的各个环节形成一个有机整体,通过严格细致的制度对设备的使用、质量、服务等方面的指标进行量化统计,实现全程数字化管理,为管理者在医疗设备采购、配置的决策上提供重要的依据;优化医疗设备维修流程,降低维修消耗,延长医疗设备的使用寿命;规范医疗设备和固定资产的日常管理模式,减低损失风险,避免资源浪费。要利用新技术和管理系统丰富的统计报表功能,方便使用者、管理者查询,这样就能够明显提高医疗设备资源的管理效率。

要想管理到位,应建立医疗设备三级管理体系。第一级是由院领导、医务处、护理部、财务处、设备处及医院相关科室的负责人组成的医疗器械管理委员会,是医疗设备管理的总决策机构,其职责是制定各项管理规定并监督落实,负责全院的固定资产管理,审核年度设备预算、大型医疗设备的招投标工作、设备报废工作等。第二级是医疗设备管理部门,如设备科、器械科、医工科等。这一级是管理制度的执行机构,是医疗设备管理的关键环节。第三级是使用科室,各科室主任和护士长为医疗设备的使用责任人。三级管理制度使医疗设备的购置、使用、成本核算、维修、调配、报废、监督等全过程管理规范化、制度化和科学化。

2.岗前培训

岗前培训的管理和制度的制定要从思想教育和专业知识等方面进行,使用者要懂法守法、强化责任心,要有严谨认真的工作作风和仪器设备使用内容等方面的培训,减少和防范医疗事故,以保护使用者和患者的健康。

基本培训内容:政治思想教育及医德医风体系;医疗设备管理法规体系;医疗设备监督管理措施与重要特征;医疗设备基础知识;医疗设备使用及安全;医疗设备管理;医疗设备工作职责等。图8-1。

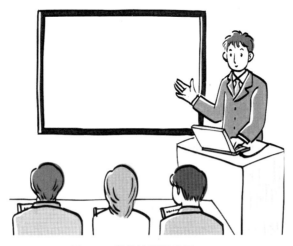

图8-1　岗前培训很重要

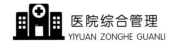

3.维修保养制度

先进高效的医疗设备在更好地诊断疾病,为病患带来更优医疗质量的同时,也会出现各种故障,会影响正常的诊断治疗,更好保养与维修医疗设备,才能更好发挥其功能,为患者提供更好的服务。维护保养应从以下几方面制定管理制度。

一要加强技术人员培训,建立有力的维修保养队伍。医院拥有大量的医疗设备,这些设备都需要进行定期维护和保养,而设备出现的一些小问题也需要得到及时解决。设备厂家无法及时为医院的设备保养和维修提供有效服务,而完全依靠厂家提供服务则必然会导致成本增加,又会影响到医疗设备的使用率。因此医院方面应该加强技术人员培训,增强本单位工程师对医疗设备的了解,组织技术人员接受医疗设备厂家的培训,全面掌握设备使用方法及保养方法,并且了解一些常见问题的维修措施,建立一支有力的维修保养队伍。

二是制定系统有序的维护与保养计划。医院方面应该制定系统有序的维护与保养计划,根据厂家提供的相关资料确定维护与保养周期,并且结合本单位实际情况制定保养计划,安排专门负责人,将维护与保养工作落实到人。特别是在一些假期和季节变化的特殊时期,医院要更加保持对医疗设备维护与保养的重视,积极开展相关设备维护保养。医院管理人员要定期组织人员对医疗设备进行检查,确保维护与保养计划能够落在实处。

三是加强医疗设备的日常保养与维护。医疗设备在使用过程中如果不能够按照设备规定进行操作则很有可能导致设备损坏的风险增加,影响到医疗设备的使用率和使用寿命。因此医疗设备的管理人员要将医疗设备日常维护写入管理规定,对操作人员展开有效培训,确保他们能够深入了解并掌握医疗设备的正确使用与维护方法,并且在使用过程中严格按照规定进行操作,同时也按照规定进行日常保养,保证设备长期稳定可靠运行。

四是建立医疗设备维护保养档案。医疗设备的维护保养档案是医疗设备维护和保养的有效记录,维护维修人员及管理人员可以通过查询记录及时获得医疗设备的维护与维修过程,当其他人员对医疗设备进行保养维护或者维修的时候,他们能够通过档案了解这些设备曾经出现的问题,这也能够帮助他们开展更有针对性的维修和保养工作,有效提高后期维修和保养的效率,并且可以根据相关记录提前制定保养维护措施,提前了解设备可能需要更换的部件,以便提前制定计划。

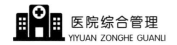
第九章 硬件建设管理

医院硬件从广义上讲,指除了医务工作者的技术和临床经验外,其他支持和开展诊疗的设施。医院硬件建设含基础设施、医疗设备及其他辅助设施等。

医院是非常重要的场所,医院硬件建设中耗资巨大,最主要的当属医院基础设施,离开基础设施就无从谈起一个规模化、现代化医院的存在。医院基础设施建设主要表现形式是医院建筑工程,强化医院建筑工程管理显得尤为重要。

医院硬件建设中的各种医疗器械及设备设施是医院硬件的第二大构成部分。这个部分的建设管理与医疗质量和医院的发展息息相关。

一、基础设施建设管理

1.合理规划工程项目

医院建设工程项目可分成四个不同的阶段:一是筹划准备;二是规划设计;三是施工执行;四是移交验收。在这几个不同的阶段中,工程造价在很大程度上受到规划设计的影响,大约80%的投资受此影响,鉴于此,对于医院建设工程而言,根据医院实际和发展目标,做好合理的规划设计具有至关重要的意义。医院建筑工程属于医疗工程,相当复杂,因为它涉及人力、物力、效益、发展等因素,还涉及不同的临床学科间的关系等等。管理者在制定规划时一定要强化思想认识,认真对待。医院建设工程的规划应当符合医院的实际情况,不管是新建医院还是扩建医院,必须注重长远利益,切忌为了追求眼前的利益而损害长远的利益,要最大限度地发挥土地的价值。

首先,要根据医院实际规划工程项目执行。固定资产投资项目建设审批程序比较复杂,各地规定也有不同。政府资金投资的项目和企业自筹资金投资的项目审批程序也各有不同,企业投资项目审批程序相对简单一些,如果是公立医院或财政资金有补助的,应属于政府投资项目。

其次,按照基本建设审批程序进行项目资料提交、审批。工程项目一般要经过立项;编制可行性研究报告并分别到城市规划、国土、环保等部门办理各种手续;编制项目设计方案报经各部门审批后编制初步设计和投资概算并取得相关手续;编制施工图、预算,并经有关部门审核、招投标、办理建设部门的施工许可证、国土部门供地的手续等等环节,才能开展工程项目。因程序复杂,环节仅供参考,具体以当地相关部门规定为准。

2.完善工程管理制度

医院建筑的建设特别是公立医院的建设,建筑工程项目管理方面的问题尤为复杂:公立医院的建设方工程管理人员少,管理力量不足;使用科室对于项目建设的理解主要从微观出发,且使用要求易于变动;决策者不仅要关注工程管理的细节,还要面对主管部门对于项目的目标化、任务式的考量。作为投资方,对于项目管理模式的选用密切关系到项目的成本、工期等。目前,大型项目的施工总承包及工程总承包是整个建筑业的大趋势,也是影响效率和项目整体投资效益的重要因素。在质量可得到有效控制和施工技术日趋成熟的前提下,根据医院建筑的建设特点,合理采用施工总承包,或进一步采用工程总承包模式,选择哪一方,对项目各目标的完成有重要影响。管理模式采用施工总承包模式,需要先进行建设项目的设计,待施工图设计全部完成后才可以进行施工总承包招投标,然后再进入施工阶段。施工总承包模式,建设单位只

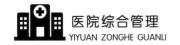

需进行一次招标工作,并与施工总承包单位签订合同,招标工作和合同管理所需的工作量相对较小。管理者应该根据实际情况,科学决策。在工期控制、成本控制、合同管理、设计建造等方面根据建筑专业章程制定管理规范制度。图9-1。

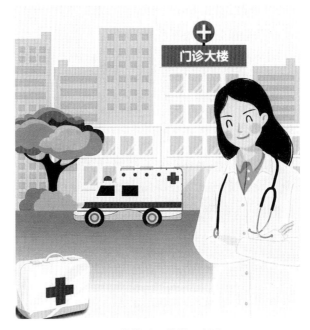

图9-1 完善基础设施管理制度

二、医疗设备建设管理

临床学科的发展在很大程度上取决于仪器的发展,甚至仪器起决定性作用。医院设备的现代化也是医院现代化的重要标志,因此医院医疗设备的建设管理已成为现代医院管理的一个重要领域。现代医院管理中设备管理是医院系统中的一个子系统,要处理好医院系统的常规运行,必须运用一系列科学管理技术和方法,使设备管理系统处于良好的运行状态,提高医院的社会效益、经济效益和技术效益。设备管理是医院经济管理的主要方面,设备管理优劣直接关系经济效益的好坏,一般医院的医疗仪器约占医院固定资产的二分之一,而经济效益约占门诊和住院病人资金收入的三分之二,这也是医院产生医疗信息的主要来源。所以,医院设备管理是非常重要的。制定管理办法和制度应有以下几方面内容。

1.设备管理的任务

医疗设备管理的任务概括地说:一是供应,二是管理。这个任务可以具体化为:根据医疗科学需要及经济、实用的原则,正确地选购设备,为医院提供品质、性能、精度适当的技术装备。加强岗位责任制,负责建立健全管理制度,形成一个科学、先进的管理方法。提高在用仪器作用率,在保证供应和效益的基础上,充分发挥国家投资作用,并做好引进医疗仪器的研究消化、改进。提高设备的完好率,保证仪器设备始终处于最佳状态。尽快掌握引进设备的安装、保养及维修技术,及时解决备品配件的供应。

2.医疗设备管理的内容

设备的物资运动形成的管理,包括设备的选购、验收、安装、调试、使用、维修等。设备的价值运动形成的管理,包括设备的资金来源、经费预算、财务管理、经济效益等。

3.医疗设备分类与编号

为更好地掌握医院设备概况,编制设备计划,分门别类做好科学管理,有必要建立一个全国统一医疗设备分类法。目前较提倡的分类法有三大类,即诊断设备类、治疗设备类及辅助设备类。诊断设备类:可分八类,即X射线诊断设备、超声诊断设备、功能检查设备、内窥镜检查设备、核医学设备、实验诊断设备及病理诊断装备。治疗设备类;可分10类,病房护理设备、手术设备、放射治疗设备、核医学治疗设备、理化设备、激光设备、透析治疗设备、体温冷冻设备、急救设备、其它治疗设备。辅助设备类:包括消毒灭菌设备、制冷设备、中心吸引及供氧系统、空调设备、制药机械设备、血库设备、医用数据处理设备、医用录像摄影设备等。

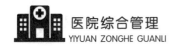

第十章　网络科技管理

医疗体制的改革和社会医疗保险制度已逐渐完善,早日应用网络科技管理将成为现代医院发展的必然趋势,并成为医院管理现代化的重要标志之一。通过网络科技应用充分发挥医院的整体运行功能,以提高医院医疗、科研等各项管理水平,从而为患者提供更多、更好的服务,为医院取得更加良好的效益。

医院网络科技的使用和管理是现代化医院运营的必要技术支撑和基础设施,网络科技的高效、便捷、准确、严谨,可以为医院管理的科学化、规范化、标准化提供更好的基础和条件。医院的网络科技在诸如软件与数据库技术使用;网络信息的互联互通及使用;病案管理、疾病的分类和数据统计;网络诊疗、智慧医院建设等等上作用巨大,能促进医学科学研究,为领导决策提供依据。服务医疗工作,提高服务质量和临床工作水平,为医学教学与培养人才服务等等。

一、网络应用管理

网络科技日新月异,在医院中的应用也越来越广泛,领导层在制定网络科技应用管理制度时要把握好总体思路,并不断改进和完善。

一是以数字化医院建设为目标。要着眼长远,网络科技应用要紧跟数字化医院趋势,前期在推广和建设中可能会受多种因素影响,考虑应周全、到位,否则会走偏或走向失败。网络应用应遵循以病人为中心，以医护人员为主体的思想来开展。

二是网络技术的应用要满足医院业务变化的发展要求。目前医院的工作相比以前越来越复杂，对医疗数据的要求也越来越高。依靠传统的人力操作根本无法满足医院医疗工作的各种需求，利用网络技术建立医院现代化的信息平台是必然途径。诸如药品、器械通过应用计算机网络管理系统，管理人员可以随时完成药品的入库、出库、使用、价格调整、盘点和打印各类报表等各项操作，从而对药品实行准确的动态管理，避免了医院药品的流失，减少了盲目采购而造成库存积压等，实现医院药房、收款处药品价格的一致性，减少人工计价或者是药品调价后所造成的失误，保证了药品收费的准确性，使患者及医院都避免了不必要的经济损失。

三是要以实现或提升网络医疗服务系统为目标。远程医疗早已不是一件新鲜事情。但由于医疗工作的复杂和特殊性并没有取得突破性的成果，如果在应用管理中相关制度和规定不够科学、工作人员的整体知识和经验不足以操作这一系统，或是医院的医疗数据、网络设施等不能支撑其运行，则该技术的使用会受到限制。

四是网络技术应用要作为医院和病人沟通的网络服务平台。看病难最突出的一个地方就是挂号难，虽然这一问题与优质医疗资源的不足有关联，但总体是医院在服务管理上缺少更多的服务平台。应用网络科技必须要实现除了挂号外的多种功能，要节约病人时间，减少其他费用，能给患者明确的信息、更多的选择。

五是网络技术应用要达到提升诊断和治疗水平的目的。医疗系统的网络科技具有辅助诊断治疗和在线培训学习两大功能，在医生遇到疑难疾病时，可以快速帮助医生做出更全面、更精确和更安全的基础诊断，从而提升医生诊疗水平，将医疗质量最佳化。

六是网络技术应用要达到医院工作效率最高化的目的。网络科技管理系统要能有效地提高医院各种医疗、财务、后勤等方面的信息传递速度。将以往通过门诊、住院部、各科室人工登记的报表和病案等汇总的数据、报表等，由计

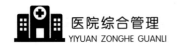

算机自动汇总完成,数秒内出结果。对患者入、出院时及住院期间的用药、检查情况根据医嘱录入计算机,所有医生都可以通过计算机在同一时间了解患者的就诊情况,节约时间,提高工作效率,从而也提高了医院的经济效益。

七是网络技术应用要达到实现医疗资源的共享目的。医院应用计算机网络技术管理系统后,实现各科室之间资源的共享,诊疗费用在各诊疗点进行实时结算,减少就诊人员多次排队等候的时间。同时也确保各个医疗环节的信息能够及时得到传递,也可以加强横向业务联系,在各科室分工的基础上协调一致,促进医院体制更加合理,使其更加科学有效。且由于应用了网络化技术,数据库内的数据存储、存移也更加方便,同一数据只需一次输入就可以多次使用。这些数据在需要的时候可实现不同医疗机构之间的共享,减少重复检查和诊断,节约救治时间等。另外电子病历制度可以提供及时、准确、系统的数据资料。病案不仅充当着医疗管理信息的重要载体,同时也是获取医疗统计信息的主要途径,要集中力量严格把控好基础数据录入工作的质量关,强化网络数据质量管理力度及监控程度,促进医院统计数据信息质量监控机制的不断健全和完善,对每个环节实施严格仔细的检查,将缺陷发生率控制在最低限度,将医院统计工作数据质量环节控制及终末控制有机结合起来。

八是网络技术应用要达到医院管理者通过网络及时、全面掌握医院工作的目的。管理者通过网络对医院的整体运行能深入地了解、全面地掌握,并随时进行查阅、汇总、分析、传递,使管理者做出更加科学、合理的医院发展决策以及有效的控制和监督。

九是深入认识网络科技,有效利用网络资源。医院管理者需要进一步强化信息意识,对医院管理工作的开展以及现代化医院的建设中的重要性有全面而充分的认识,将其作为医院管理中的关键性作用;同时,不能过分依赖网络技术,因再好的技术都是人来操控,如果人员因认识不足或其他管理环节不善等因素出现问题,就应该将网络技术管理和医院人员管理有机结合,加以训练,确保医院网络科技管理使用水平不断提升。

二、网络安全管理

医院网络科技的使用,是维系医院日常工作的重要一环,承载着维持各个部门正常运转的重任,给医院和患者带来了极大的便利。在带来便利的同时,其安全稳定压力越来越大,一旦发生故障,轻则导致工作停滞,降低患者满意度,打击系统使用工作人员工作积极性,影响工作,重则导致数据泄露、篡改或丢失,引起医患纠纷,带来严重的法律和经济后果。因此,其安全性十分重要,可以说网络系统安全管理,是医院相关部门日常工作的重要任务。

为保证医院信息系统安全正常工作,在医院综合管理中管理者必须采用必要的安全管理措施来保障医院信息网络系统持久、稳定、安全地运行。图10-1。

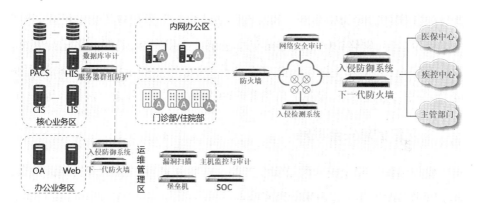

图10-1 医院网络安全示意

1.网络信息安全保护范围

医院网络信息安全主要包括设备安全、网络安全、数据安全及行为安全。如中心机房服务器、存储器、交换机等设备安全;医院内部网络及互联网接入安全;各科室终端的安全:开机密码、文档资料、USB接入等安全;患者病历数据、个人隐私安全;单位及个人的科研成果、项目文档、银行及支付账户安全等。这些必须要制定严格的保护制度和规范,并监督执行,防范通过网络浏

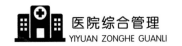
览、电子邮件、移动存储介质、网络下载等途径,使终端设备感染病毒,导致整个内部网络设备瘫痪等事件的发生。

2.医院网络信息安全分类

医院网络信息安全一般可分为硬件安全、网络安全及数据库安全。硬件安全:医院中心机房核心设备主要包括服务器、交换机及存储控制器,其工作环境要求严格,在管理制度上要按照专业规范制定管理制度。网络安全:医院信息系统中的数据用网络传输,由于医院日常业务的特殊性,必须保证网络全天候无故障运行,网络设备的维护至关重要。中心机房要安装温湿度监控系统、漏水预警提醒,有异常做到短信报警。信息中心人员24h值班,实时查看路由器、交换机、光纤收发器、光模块等设备的指示灯状态是否正常,各种插头是否松动等。同时,要将内外网物理隔离、分开访问,内网数据不能被外网访问,这样保证信息访问的安全性。同时在网络结构上要采用双机均衡模式,保障网络稳定运行,网络访问权限能防范非法用户入侵网络,确保网络运行安全。数据库安全:数据库是医院信息安全的核心,应重点制定维护制度和管理制度,如数据库管理权限、操作员角色管理、关键数据监控、外部对接授权等。

3.网络信息安全保障

要加强信息安全技术段及安全产品。应该从硬件、软件、人员培训教育、晚上管理制度等几个方面来管理实施。

硬件技术上:一是信息安全等级保护技术,使用网闸物理隔离、安装防火墙、入侵检测、日志审计、安全管理平台、漏洞扫描等手段,将医院内、外网真正有效地保护起来,以防止黑客及病毒入侵。二是采用服务器虚拟化技术,将多台服务器建立为虚拟资源池,在虚拟资源池中根据实际需求划分虚拟机作为应用服务器,保证医院业务系统不会中断。三是存储双活虚拟化技术,建立异地灾备中心,双活数据库实时在线,定时备份。四是使用不间断电源,建立双路供电保障,可配备应急发电机。

软件技术上:一是安装正版杀毒软件覆盖全院,实时监控每台电脑的工作站状态。二是采用数据库核查技术,对访问数据库的行为进行安全核查。三是建立网络安全准入控制系统和IT运维管理系统,制定相应规则控制网络访问,并要求信息管理人员实时监控医院网络设备,实现人防、物防、技防。

强化人员安全意识培训教育:人既可能是信息安全最大的防护者,也可能是信息安全问题的制造者。管理制度应从医院领导、中层管理人员、普通职工、信息管理人员等进行相关安全意识的培训和教育,建立网络信息安全方面的防范及补救意识、应急措施,将信息安全事件损失和危害降到最低。

完善管理制度:依据《网络安全法》《计算机信息系统安全保护条例》《计算机信息系统安全等级保护通用技术要求》《信息技术安全技术信息安全事件管理指南》等法律法规,结合实际情况,从授权管理、定期自查检测、数据安全备份、专业机构合作等方面制定一套详细的适用于自身发展需求的医院网络信息安全管理制度,提高医院网络科技使用和安全管理水平。

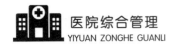
第十一章 文化建设管理

医院文化建设已成为现代医院管理的重点,谁拥有文化优势,谁就拥有竞争优势、效益优势和发展优势,医院文化的核心是医院的价值观,精髓是重视人的社会价值,尊重人的独立人格,挖掘人的智慧和潜能,医院文化建设在医院综合管理中起着思想和精神引领作用,文化建设对医院的生存、发展具有十分重要的意义,管理者应从党建、医院发展目标、宗旨、医德医风建设、社团公益开展、宣传等方面进行综合管理,使文化引领作用放大到最大。

一、医院党建

1.党建作用

作为医院思想政治的核心,保障医院政治思想工作的顺利开展,是医疗卫生改革在医院顺利实施的重要前提。医院党组织应积极发挥其政治领导作用,团结全院职工开展党建工作,推动医疗卫生改革健康有序的发展。党建工作对促进医院发展的作用重大。能掌握和顺应医疗体制改革,起到先锋带头作用,提高医疗服务质量。党建可提升党员的思想觉悟、纪律水平,有助于促进医务工作者反思工作态度,促进医生管理和工作质量,减少错误。

2.党建工作管理策略

一是党建工作要理论联系实际。围绕医院发展规划,积极开展主题性党建活动,在开展好党史学习教育等活动的基础上,进一步开展党员思想行为规范教育,组织共产党员先锋岗活动,提高医务工作者履职水平。进一步强化医疗系统党员干部的大局意识与服务意识,从而提高党员干部的整体素质,满足医疗事业的实际需求。

二是创新工作方法。根据医院的特点创新党建工作方法,加强党员干部服务大众和病患的意识,开展批评与自我批评,借助智慧党建、微信公众号等新媒体加强党建工作。

三是因地制宜。根据医院实际制定党建管理制度,强化党建水平,从政策、法规等角度和视角加强医院党员和员工的教育并进行学习、交流、培训,将最新的党建工作思路和策略引进医院,助推医院工作的稳步发展。

二、医院宗旨理念

医院宗旨就是医院的根本目的或意图,是为医院的发展指明方向和道路。医院服务理念就是从医院文化高度规范医务人员的服务行为,形成一种发自内心、形于外表的自然过程。医院总体是以救死扶伤,实行革命的人道主义为宗旨,医院全体人员都应以无私的精神、深厚的情感、奉献一切,为伤病员服务。但由于医院的性质不同,宗旨和理念的确定会有所不同,如果是公立医院,它的宗旨首先是救死扶伤,其次才是适当的效益。它的运营是在政府的监管之下,如果是其他性质的医院,那么他的宗旨和理念可能会不同。

医院宗旨、服务理念等建立在医院文化体系建设上,管理者要根据自己的实际,总结提炼医院特色文化,结合时代要求,不断丰富文化内涵,形成自己的医院精神、办院理念、使命愿景。以导向文化、安全文化、廉政文化及科室文化等为"枝",完善文化架构体系,并通过院史资料、文化长廊、文学作品、医学著作、视频资料、院报院刊、医院网站、微信公众号等多种载体,弘扬忠于医学事

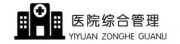

业的精神和忠于人民的奉献精神,为政治思想教育提供阵地,为医疗工作加油打气。

三、医德医风

医德医风建设是医院管理的一项重点工作,也是医院思想政治工作的重中之重,直接关系到医院的形象、生存发展及广大患者的健康和生命,医德医风建设可参考如下几点。图11-1。

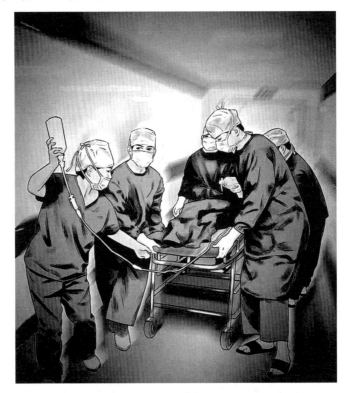

图11-1　医德医风至关重要

1.树立"为人民服务"的理念

医务人员在医疗卫生服务活动过程中,牢记"为人民服务"是关键理念,其核心就是要尊重、关心患者,营造出文明、和谐的就医环境,形成平等、相互理解的医患关系。医务人员的敬业精神至关重要,应忠于职守,热爱本职工作,以病人为中心,全心全意为病人解除痛苦,对工作精益求精,对患者认真负责,甘于奉献。

2.建立医德医风监管机构

医院领导要高度重视,思想统一,深刻领会创建医德医风监管机构的必要性及意义,设立专门办公室,全力以赴做好这项工作。实行"谁主管谁负责"的原则,把创建医德医风工作责任落实到人。结合行风建设目标管理责任的要求,开展医院管理,制定医院医德医风监管方案,建立和完善相关公约制度、医患双向承诺制度、办事公开制度,并与医疗服务中的药品使用动态监测、超常预警、患者意见制度等密切结合,建立激励和约束制度及医患沟通制度。把医德医风考核评比办法和评价标准分解到相关科室和个人,明确责任,层层落实。

3.开展医德医风教育和医疗行业法规制度教育

大力弘扬救死扶伤的人道主义精神,坚持医德医风同思想道德、职业道德和现代文明建设相结合,把学习医疗界模范人物同学习自己身边无私奉献医学事业、全心全意为患者服务的好人好事相结合。加强职业道德建设,树立良好医德医风,同时组织医务人员学习相关法规及医院规章制度,提高思想认识。

4.规范医师服务行为和财务制度

严格执行岗位责任制和诊疗护理技术规范、常规,做到医务人员人人知晓执业行为规范。合理检查、合理用药、因病施治,确保做到合理检查、合理用药。完善各项奖惩制度,加大处罚力度,建立健全职工医德医风个人档案,将制度措施落实到位,杜绝了对病人生、冷、硬、顶、推现象。

严格财务管理,杜绝不合理收费,财务坚持"统一领导、集中管理"的原则,一切财务收支纳入财务部门统一管理,严禁医院内部、各科室设立账外账、"小

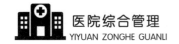

金库"。重大采购、建设项目必须经相关委员会集体讨论决定,其他重大项目经党委或领导班子集体讨论决定,防止权力过分集中。认真执行《全国医疗服务价格项目规范》,严格执行物价政策和医院服务价格标准,对药品价格、医疗服务价格、主要医用耗材价格在信息屏幕和物价公示栏进行公示,对住院病人提供费用一日清单制的查询,使病人花明白钱,治放心病。

5.建立、完善病人投诉处理制度

公布投诉电话号码,各病区设立意见箱,由党委办具体负责,收集病人对医院服务的意见并及时处理。

四、社团公益

医院的社团和工艺活动能丰富职工的文化娱乐生活,增强职工的凝聚力、团队意识、责任感。公益活动的进行和举办能展示医院是否关心公益事业、是否勇于承担社会责任,提振为社会无私奉献的精神风貌,赢得公众的赞美和良好的声誉,为组织树立起关心社会公益事业、具有高度社会责任感的良好形象以及医务人员助人为乐的高贵品质。

社团和公益作为医院文化建设中的一部分,要从长远着手,可以出人、出物或出费用、义诊、免费检查,从力所能及又富有医疗特色的方面做起,如:成立医院志愿者团队,参加包括社区服务、环境保护、知识传播、社会援助、紧急援助、慈善活动等。

五、对外宣传

医院文化建设中宣传也是一种重要方式,负责宣传的部门(不同医院由不同部门来实施)总负责,具体由企划部等部门来执行。其职责是对内和对外宣传。医院在制定管理策略和方针时要从对内和对外宣传的职责为出发点进行制定。

1.宣传内容要点

对院内:宣传党和国家的路线、方针、政策,宣传上级组织和医院的决议、决定、规定;宣传学习医院重大决策和管理制度规定;宣传学习文化和业务知识。做好群众的思想政治工作;发现、培养和推广先进典型。对院外:宣传医院和科室的医疗技术、服务特色、专家以及临床科研成果,推进医院品牌建设;宣传医院的性质宗旨、党建工作、制度建设、管理模式、文化建设以及群众社团活动等。宣传医院的大型活动及社会公益行动,宣传医院的诊疗信息,方便病人就医就诊和查阅咨询。开拓网络医疗、教学等互动宣传平台。宣传推介医院先进典型。

2.如何做好宣传

医院发展离不开新闻宣传,宣传医疗卫生知识,是医院不可缺少的文化重地,医院借助媒介及时宣传医院引进的新设备、新技术,通过对诊治的具体案例进行有效报道,不仅是医院形象设计的需要,也是为病人提供服务的需要。宣传医院爱心活动,可以沟通医患关系,减少医疗纠纷。医院要增加宣传工作途径:电视、报纸、电台、网站、宣传栏、墙报、网络等均可开展需要的宣传,在护士节、老年节、妇女节、儿童节、爱眼日、爱牙日、艾滋病日等可进行专题宣传。医院新闻宣传工作要与媒体沟通,与媒体合作,使新闻宣传在价值取向上始终追求最大的公众利益。

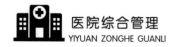
第十二章 档案信息管理

档案信息化建设早已成为中国各大医院管理工作中的一项重要内容,随着管理水平的逐渐提升,对医院的档案信息化建设也提出了更高的要求,随着时代的发展和进步,档案管理信息化和网络建设化早已成为医院档案信息管理的新目标,同时也是中国医院改革和发展的重要途径。在整个医院管理中,档案管理属于最为重要的组成部分,它反映医院的管理水平,将医院中的档案采用信息化模式管理,弥补了传统档案管理的弊端和缺陷,能改善医患关系,使院内的信息交流更加便捷、流畅,提升医患直接的沟通和交流。改善医患关系,进一步降低医院管理成本,减少工作环节,提升医护人员的办事效率;进一步保证医院重要档案的信息安全,利于提升医院整体形象和服务质量。医院档案的信息化建设是建立在以计算机为媒介的基础上的,通过这种信息化管理能够以最高效的方式对档案资源进行处理,发挥管理的最大效益。

1.制度建设

(1)注意原则

医院档案信息化建设要按照医院综合管理的架构进行,档案信息化建设过程中需要抓住机遇,注重新技术和人才的合理应用,同时明确科学发展目标,信息化建设中需注意的原则有:档案的信息化建设要注重规范化;要保证档案信息化建设的安全、可靠;应当注意前瞻性原则以及效益性原则;强调信息化建设中的交互原则;注重档案信息化建设的实用性;注重长期储备等。

（2）**完善管理**

医院领导层应重视,从思想上提升档案管理的意识,完善、改进档案管理制度。领导和管理人员要不断学习新的知识,更新思想,拓展档案信息的利用领域,尽可能升级档案管理设备,建立档案管理平台,使档案能够在院内使用和调阅。

要提升档案管理的行为,主要是对档案管理人员进行培养和提升,为医院培养优秀的档案管理人才。医院的档案信息化建设包括了计算机网络建设、办公自动化、文档一体化等的管理,属于技术工程。这给档案管理人员提出了更高要求,需要他们不但充分掌握档案管理知识和基础理论知识,同时还需要掌握计算机技术、网络技术以及相关的操作技能,熟练运用现代信息工具,为更好地开发档案信息奠定扎实的基础。除此,还应提升档案管理人员的政治素质,要求其严格遵守党和国家相关法律法规,严守机密,以严谨、细致的工作作风,确保档案信息化建设的开展。

2.档案信息安全

（1）**内容**

医院档案信息管理涉及的资料主要是人事档案、病历档案、医疗器械档案、医院药品档案、采购档案、医院发展建设、医院的规章制度等资料。在管理上要将这些档案信息收集和归档,做到齐全、完整、真实、准确、方便。

（2）**方法**

一是强化管理系统软硬件。保证档案管理安全,选对系统才是关键。应采用高效、稳定的加解密技术系统,对档案加解密,确保档案信息的安全性。要保证安全稳定环境的建设,为档案信息数据库的稳定运行提供良好的支持。针对网络安全问题,要正视网络的威胁,对网络安全环境进行安全分析,从这个角度加强电子档案信息安全管理。

二是强化专业人员管理技能。制度和人为因素是导致医院档案信息管理安全水平偏低的主要因素,应强化制度建设和提升管理人员的专业技能,防范

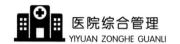
由于人员水平低下、责任性缺失、制度规范不足等造成的安全隐患。

三是使用科学管理方法。档案的存放保管：不同载体材质的档案应分类存放、规范保存。对特殊载体档案的存放，按其特性和要求，使用规范、合理的装具加以保管和保存。对珍贵、重要的档案应进行复制，并用复制件代替原件提供使用，其中特别珍贵、重要、有特殊意义的档案和特殊载体，对保管条件有特殊的要求，可建特藏室专门管理。电子档案：要密切关注计算机技术的发展方向，不断对历年来电子档案使用的软件升级、更新，以网络信息技术安全措施、电子档案加密保障办法、设置防火墙等方式对电子档案进行保护。

第十三章 医患机制管理

医院医患机制管理制度的建立是为了更好服务病患,减少医疗纠纷。医院在医疗服务过程中,医疗纠纷是不可避免的,建立有效的医患管理的机制是处理医疗纠纷,维护医院正常运行,保障患者及医务人员的合法权利的重要环节。医患危机预防应从医患关系互动着手,建立危机预警和病人投诉管理系统。预防和处理好投诉,就不可能发展成为医疗纠纷。一旦出现医疗纠纷,要高度重视并及时妥善处理。这要求医院管理者和医务人员要具备一种为病患服务的高尚精神。

一、救死扶伤精神

救死扶伤,实行革命的人道主义精神,指的是抢救生命垂危的人,照顾受伤的人,现泛指医务人员的职责,形容医务工作者全心全意为人民服务的精神。救死扶伤是医疗健康行业的职业特征,也是医务工作者的天职。健康所系,性命相托。医学的特殊性赋予了医务工作者救死扶伤的神圣使命和光荣责任。当灾难袭来时,医务工作者更是抢救生命的重要力量,尽心竭力用精湛的医术护佑公众健康。

随着社会的发展变化,医院这个救死扶伤的地方,在医疗体制和社会经济思潮的影响下,这种高尚精神的践行难免在一些医院有所变味,似乎与"以人

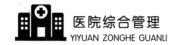
为本"的服务宗旨背道而驰,医院管理者应从管理原则和宗旨上树立救死扶伤、治病救人的初心。

习近平总书记在全国卫生与健康大会上发表重要讲话,寄语中国广大卫生与健康工作者弘扬"敬佑生命、救死扶伤、甘于奉献、大爱无疆"的新时代医疗卫生职业精神。医院在综合管理中要组织医务人员认真学习党和国家关于医疗卫生方面的指示精神、法律法规,从思想上充分认识到加强医德医风建设的重要性和必要性。医德医风建设是精神文明建设的重要组成部分,是建设有中国特色社会主义必不可少的精神支柱。医务人员是人民健康的守门人,又是党和政府联系群众的窗口,医德医风好与不好,与广大人民群众密切相关,是关系到党和政府威信的大事。加强对医务人员的思想政治工作,进行以人道主义为主要内容的职业道德教育是必不可少的。同时,还要从市场经济的实际环境出发,以人为本,优化对医务人员的激励机制。

二、全心全意的服务意识

医务人员的服务意识是指医院全体医务人员在与一切本医院相关的人或它医院的交往中,所体现的为其提供热情、周到、主动的服务的欲望和意识。医务人员要树立以患者为中心"全心全意服务"的意识,拥有服务意识的人,常常能站在患者的角度,急患者之所急,想患者之所想。缺乏服务意识的人,则更多的是以自我为中心。建立"全心全意服务"的意识管理制度,对医院员工的思想和认识、医疗服务质量的提升、医院的发展等都具有不可忽视的作用。服务意识制度的建立可从以下几点做起:

1.建立全局服务意识

服务不是某一个部门的工作,是全体医务人员共同的工作,包括医生、护士、导医、医技、收费、药房,也包括行政职能部门、后勤部门等,服务工作要做到具体、细致、务实。

2.变"被动服务"为"主动服务"

主动做事不仅是一种工作态度,更是对工作的掌控,在医务人员的工作中,要养成自己积极主动的习惯,而不是让领导一直去告诉医务人员该做什么。在医务人员服务患者的时候也是一样的,如果医务人员一直被动的服务,这样医务人员就会失去很多的主动掌控权,跟着患者的节奏去做,这样医务人员的工作效率会降低,自己也会做得很累。所以医务人员要学会主动的去服务,控制好整体的节奏,让患者围绕着医务人员的节奏,而不是医务人员跟着患者的节奏。

变"硬性服务"为"柔性服务",更多地体现在服务的细节上。

在医院门诊大厅设置"钢琴"区域,"读书"区域,"儿童玩耍"区域等,让等候在大厅中的人们能够减少躁动情绪,整体的气氛相对会比较融洽,让人们感受到"温馨感"。为等候区的人们提供茶水服务,在拉近与患者和家属距离的同时,也营造出自然、暖心的氛围;分流、搀扶老人,指导他们使用自助设备,在护士站、导医台为老年人准备老花镜、放大镜、针线、轮椅等日常用品,为照顾残障人士,为他们提供"特殊人群优先窗口"等,这些都是柔性服务,通过对细节的关注体现出人性化的关怀,对于老百姓来说,更是一种让人放心的服务。

3.建立"标准化"服务机制

按医院各个岗位的工作内容,制定标准化的服务流程和机制,将"自觉服务"变为全院全员统一的"标准化"服务。同时,建立服务考核评价机制,对服务工作进行系统的考核,对优秀的个人和科室进行表扬与鼓励,对不达标的个人与科室进行引导与再学习,最大限度地发挥好医院的服务作用。

4.强调人文关怀,增强医务人员的归属感,提高服务意识

医院管理人员应时时关注员工,了解员工的需求与工作状态,及时对员工的工作做出正面的反馈与跟进,及时激励员工做出的成绩,及时帮助员工解决生活中的问题,信任员工,公平对待员工,让员工感觉到集体的温暖和归属感,

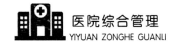
积极主动提高服务质量。

5.管理者以身作则,起带头模范作用

任何制度的落实与执行,都需要管理者以身作则,树立标榜。想要把团队带好,想要让医务人员把服务做好,管理者就必须严格要求自己。以实际行动号召员工,注意服务行为,注重日常工作的行为规范与执行标准,正确树立医院良好的服务意识。医院要重视服务管理,以病人为中心的理念是提高医院服务质量的前提,医院应不断巩固服务基础,不断满足病人的需要,努力为病人提供方便优质的医疗环境,努力为病人创建满意的医院,要推进优质服务工程,树立服务品牌,加强服务队伍建设,改善服务环境,改善病人体验度,增强医院活力。

三、调节机制

医患关系的好坏,除了管理者和医务人员良好的服务外,还要从医疗质量安全、建立医患沟通渠道制度、建立和完善医患纠纷处理制度等方面进行管理。

1.强化医疗质量,确保医疗安全

医院的医疗质量是医院能够生存和发展的基础,如果一个医院的医疗质量无法得到保证,医院很快就会发展不下去,而医疗纠纷的产生会让大众对医院的医疗质量产生怀疑,选择其他医院就诊,造成本医院的重大损失。很多医院开始意识到医疗纠纷的恶劣影响,医疗纠纷也引起了国家和社会媒体的关注,应对医疗纠纷,要强化医疗质量,确保医疗安全,医院要加强对医疗质量的管理,让医疗纠纷没有发生的基础和根源。

2.建立医患沟通渠道

在保证医疗质量安全和服务满意度的情况下,医患沟通的方式有助于预防医患纠纷。医患沟通渠道要畅通，进行针对性沟通，可以让患者选择投诉、书面沟通、面对面沟通、协调统一沟通等方式进行预防性沟通交流。沟通中要注重沟通方式、语气等，避免强求患者，避免使用易刺激患者情绪的词语和语气，避免过多使用患者不易听懂的专业词汇，避免刻意改变患者的观点，避免压抑患者的情绪等。图13-1。

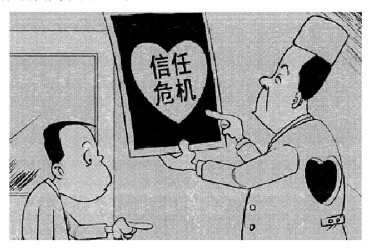

图13-1　医患沟通有助预防医患纠纷

3.制定处理医患纠纷制度

（1）双方协商

发生医疗纠纷后，医患双方进行沟通，双方达成共识后，签订调解协议书，以此种方式解决医疗纠纷，通常称之为"私了"。由于医患双方医疗纠纷本质上是平等的医患主体双方的民事争议，依据民法自治原则，医患双方可以通过协商来解决。需要注意的是，和解必须建立在双方当事人完全自愿的基础之上，任何一方或第三方均不得强迫另一方接受协商解决方式，同时，和解必须坚持合法性原则，即不能违反法律法规的有关规定，损害国家、集体或他人的合法权益，否则达成的协议将无效。

（2）卫生行政部门调解

医疗机构和患者单独协商不能达成协议时，可以由当地卫生行政部门调

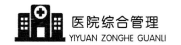
解。国务院颁布的《医患事故处理条例》，把卫生行政部门调解作为解决医疗纠纷的必经程序，即发生医疗纠纷后，必须先经过卫生行政部门的行政调解，否则不得提起诉讼，使卫生行政部门的调节成为医疗纠纷诉讼的前置程序。

（3）诉讼

卫生行政部门也不能成功调解时，医疗纠纷可以通过司法途径来解决，即发生民事诉讼。一般来说，人民法院在审理医疗纠纷前，都要劝双方进行调解，并以法官身份提供第三者的帮助，称之为司法调解。医患纠纷经司法调解仍不能解决纠纷，法官不得不进行司法裁决，以国家强制力为保障解决纠纷，这是医患纠纷解决的最后方式。

（4）其他方式

除了以上三种较为传统的解决方式，医疗纠纷还有其他解决途径，如第三方支持下协商解决、仲裁等。

四、医疗风险承担机制

医疗风险一般分五类：病人体质因素、心理因素所致的风险；急诊病人特殊性所致的风险；医疗行为所致的风险；工作条件和制度欠缺所致的风险；社会因素所致的风险。医疗风险是医院必须面对的问题，管理中要根据国家相关法律法规在国家没有专门医疗风险承担的情况下，要根据医院实际情况建立一套医疗风险承担机制的完善制度和处理流程。

1. 可建立医师责任保险制度

从减轻医师职业压力的角度来说，必须为医师建立责任保险制度，以消除医师执业的后顾之忧，使其专心于病人疾病痛苦的解除。医师责任保险制度在国外并非新鲜事物。西方发达国家，包括美国、英国、日本等都已经建立并达到了几近完善的程度。通常，医师责任保险的购买应该由医疗机构和医师共同按比例分担。该制度的建立将改变医疗风险由原来的医疗机构独立承担赔偿的状况，进而转化为由医疗机构和医师共同承担，由医疗机构、医师和社会共同赔偿。该制度一旦建立,若发生医疗差错,病人可以直接向保险公司进行经济索赔。保险公司成为发生医疗差错后医师与病人的中介机构,医师个人可以从复杂的医疗纠纷中解脱出来,避免暴力事件的发生,也可免于因经济赔偿带来的生活水平降低乃至负债的危险。

2.可尝试患者购买医疗意外险

目前有一种提法,就是建议患者购买医疗意外险,其实每个患者住院或就诊均希望疾病治愈、好转,如期康复,或手术平安,不发生意外。但医生向患者推荐购买医疗意外保险,患者本身实难接受,如发生医疗争议或治疗未达预期,可能基于此向医院提出赔偿。医院、患者、保险公司三者为了维护其自身利益,会出现"医疗意外"发展成"医疗纠纷"、患者趋向医院索赔,不按医疗意外向保险公司索赔、医院承担赔偿责任等情况,患者购买医疗意外保险,并不能完全避免医师的执业风险。因此,不建议医生告知和推荐患者参加医疗意外保险。但中国《医师法》把"鼓励患者参加医疗意外保险"放于"保障措施"章节,以法律的形式明确"鼓励患者参加医疗意外保险",足见医疗意外保险在降低医患双方诊疗风险方面具有极其重要的作用。而且,从实效看,对于非诊疗过错导致损害后果的患者来说,医疗意外保险对医疗费用的分担和支付保险理赔款项,对部分医疗争议案件的处理仍具优势,也有利于和谐医患关系。

建议医院严格区分告知主体,实行身份隔离,避免医生或医疗机构其他工作人员告知患者医疗意外险产品选购方案和经济价值。可依法引入第三方保险公司,提供保险咨询服务。此外,建立相应的管理制度,为患者提供便利,也确保医师执业安全、维护医院声誉。

3.建立医院防范医疗意外和奖惩机制

应建立医院防范医疗意外的机制和奖惩机制来逐级预防。防范机制细则应该分级预防,逐级上升,可分一级、二级、三级等级别,逐级强化和监督,从源头和每一步逐次减少医疗意外的发生,确保医疗安全。

首先,从对医务人员进行医疗卫生管理法律、行政法规、部门规章和诊疗

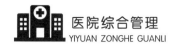
护理规范、常规的培训和医疗服务职业道德教育入手,让医务人员知法懂法,树立为病人全心全意服务的思想。

其次,医院及医务人员在医疗活动中,必须严格遵守医疗卫生管理法律、行政法规、部门规章和诊疗护理规范、常规,医院的规章制度,恪守医疗服务职业道德。

再次,医院应设置服务质量监控部门或者配备专(兼)职人员,具体负责监督医务人员的医疗服务工作,检查医务人员执业情况,接受患者对医疗服务的投诉,向其提供咨询服务。

最后,医院应制定防范、处理医疗事故的预案,并对医务人员进行培训、演练,预防医疗事故的发生,减轻医疗事故的损害。同时,建立奖励和惩处制度,从国家法律和医院规章制度上确保患者权益,提升医疗水平。

五、善后机制

医患纠纷或医疗事故是医患双方都不希望发生的,也是医患管理机制中要面对的问题,一旦发生医患纠纷或医疗事故,处理机制就显得尤为重要。处理制度的建立可参考如下方面制定。

一是一旦发生医患纠纷,要迅速成立由分管领导负责,医务科、后勤部门、临床科室负责人参加的医患纠纷处理小组。遇到双方分歧较大,多次协商不能解决,患方扬言上访、冲击医疗单位、报复医务人员等情况,应向上一级行政部门及当地派出所、公安局通报。

二是处理医患纠纷时,要耐心听取患者或家属反映的意见,对提出的问题,要及时答复,耐心解释,不简单化、不冷淡、不敷衍,并认真做好记录。

三是发生医患纠纷时,对临床诊断不能明确死亡原因的,医疗单位应及时告知死者家属申请尸检的有关规定,并将情况上报卫生行政部门。

四是医患纠纷确因医务服务质量、医疗技术操作失误引起的,事后,卫生行政部门或医疗单位应视情节轻重、责任大小,对有关当事人做出严肃处理。

五是医疗纠纷赔偿大多以经济赔偿的形式解决,为了教育本人,维护医院利益,杜绝医疗纠纷的发生,赔款金额与科室、个人挂钩,其赔偿比例应制定有关规定。

六是对涉及医疗质量、技术的医疗纠纷处理结束,科内或院内要及时组织讨论,分清责任,找出差距,提出整改措施。

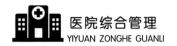

第十四章　运营及绩效管理

现代医院是需要运营的,这个理念随着市场经济的发展、医疗市场竞争日益加剧而越来越被医院管理者所接受和重视。运营是要提高认识、转变思想的,不能认为医院进行运营管理是完全为了创收,增加利润,这违背了医院的办院宗旨。尤其对公立医院,推动医院运营管理工作有一个很重要的前提,就是要坚持公益性。而绩效管理则是运营医院所应关注的最重要的方面,绩效管理,是将集体和个人的努力与医院战略目标相连接,并通过计划、组织、指挥、协调与控制实现目标。在这个动态过程中,管理层和下属部门及员工就工作目标达成一致,管理层与员工一道使部门与员工的业绩与能力不断提高,最大限度地调动员工工作热情,促进医院的发展。

一、运营管理

医院运营是以全面预算管理和业务流程管理为核心,以全成本管理和绩效管理为工具,是对医院内部运营各环节的设计、计划、组织、实施、控制和评价等管理活动的总成,也是对医院人、财、物、技术等核心资源进行科学配置、精细管理和有效使用的一系列管理手段和方法。只有正确的运营理念、方式和管理制度才能实现医院良性、持久的发展。

1.运营管理的基本原则

公益原则。以公益性为前提,以满足人民群众健康需求为出发点和落脚点,实现社会效益和服务效能最大化。即使营利性民营医院这个原则也是适用的。

整体原则。立足全局制定年度运营管理计划,动员全员参与运营活动各环节,统筹全部需求,有效配置各类资源。

融合原则。将运营管理与医疗、教学、科研、预防等核心业务活动充分融合,促进业务活动的衍生价值创造。

经济效率原则。权衡运营成本与运营效率,争取以合理的成本费用获取适宜的运营效率。

因地制宜原则。根据医院自身实际,构建适应自身发展特点的运营管理模式和机制。

2.运营管理的主要内容

优化资源配置,加强财务管理,加强资产管理,加强后勤管理,加强临床、医技、医辅科室运营指导,强化业务管理与经济管理相融合,强化运营风险防控,加强内部绩效考核,推进运营管理信息化建设等。

医院运营管理既是体现业(业务流程管理)财(预算、成本、绩效)融合的理念,也是动态管理(设计、计划、组织、实施、控制、评价等管理活动)与静态管理(管理手段与方法、制度体系)的有机结合。

3.运营管理重点

重点针对流程管理,对运营流程进行梳理、评价、优化,从而推进流程管理标准化和信息化;医院在运营管理重点上要根据自身实际确定运营的侧重点。这些侧重点主要是:运营体系建设及绩效考核,如何发展?绩效分配和营销。

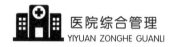
4.运营管理策略及具体方式

建立决策分析体系,运用一些决策分析的理论与方法,通过信息化平台,从战略决策、管理决策和业务决策三个层面及时准确提供决策参考,从而进一步提高运营效率和管理能力,推进医院现代化治理体系构建和治理能力提升。

要"建立运营管理系统和数据中心,实现资源全流程管理;促进互联互通,实现业务系统与运营系统融合;利用数据分析技术,构建运营数据仓库。加强医院运营管理信息集成平台标准化建设,强化信息化的支撑作用。

要强化主管部门推动与指导的作用。政府行使医院举办、发展、重大事项决策、资产收益等权力,履行对医院的监管职能,医院要依法依规进行自主经营管理和提供医疗服务。主管部门在推进过程中要加强指导,跟踪问效,充分发挥医院自身的主观能动性,持续加强运营管理工作。

二、绩效管理

绩效管理作为医院管理工作的重要内容,是实现医院发展战略的重要抓手之一。绩效管理工作的实施,有助于提升和改进医院管理能力。加强医院绩效管理是当代医院管理工作实施中,需要迫切转变的一项工作,也是在医院发展过程中,应该重点强化的一项工作。

1.转变管理理念

不能用绩效考核替代绩效管理,限制绩效管理的应用范围。这容易让医护人员对绩效管理的认识产生误区,使绩效管理变得单一。

增强医务人员主观能动性。不能让绩效管理的制度束缚医护人员,被动地接受管理,使管理缺乏能动性。

建设及强化绩效管理人力资源。绩效管理的人力资源开发上有时能力不足,会导致医院绩效管理战略目标缺乏前瞻性。

2.改进完善医院绩效管理对策

一是科学制定医院绩效管理计划。绩效计划是确定医院对员工的绩效期望并得到员工认可的过程。

二是合理设定医院绩效考核指标。绩效考核指标在整个绩效指标体系中的重要性或绩效考核指标在总分中所应占的比重即为权重,权重系数的确定是否合理对后期充分利用数据特征的综合考核方法至关重要。医院绩效考核指标的权重分配应该以医院战略目标和管理重点为导向,体现出意念引导和价值观念,直接影响员工的工作重点。应采用主客观结合的赋权法来确定考核指标的权重值。

三是建立医院绩效考核体系。建立科学的医院绩效评价体系,对于推动医院改革和发展具有极其重要的现实意义。有利于加强医院的管理;为政府选择医院经营管理者提供决策依据;能够有效加强对医院经营者的监督与约束;为形成有效激励机制提供基础。

四是重视医院绩效考核结果。绩效奖励作用明显,一定要重视绩效考核结果对员工和组织的影响。要通过考核结果及时发现问题、解决问题。

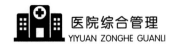

第十五章　后勤管理

　　医院后勤工作是医院正常运行的基础和保障。随着医院现代化建设步伐的加快,对后勤保障提出了更高的要求。为适应新形势下医院发展的需要,提高后勤管理能力,树立后勤部门良好形象,加速后勤管理方面的改革势在必行。

　　医院后勤管理工作是医院物资、总务、设备、财务、基本建设工作的总称。医院后勤管理工作门类齐全,自成一体,大多数医院仍守着"大而全"或"小而全"的服务机构、服务设施和后勤队伍,管理模式落后,以行政手段为主,后勤部门缺乏活力;另外服务浪费现象严重,服务项目多、维修成本高,缺乏后勤保障成本控制制度和措施,不能有效满足现代医疗管理对后勤服务的质量和要求。

一、医院后勤管理内容及存在的问题

　　在医院综合管理中,医院后勤管理表面看,似乎与医疗服务关系不甚紧密,一些管理者在思想上偏向于把好医疗质量大关,对后勤服务的管理重视不够,而医院后勤管理工作是医院正常运行的重要保障,离开后勤保障的医疗工作将无法展开。如今,后勤保障已不再是传统的简单维修、供应、做饭等,而应该是系统联动的运作体系。医院后勤管理的内容越来越多,越来越复杂,存在的问题也越来越明显,这些都需要管理者从全局管理意识出发,针对性地制定管理制度,进行科学管理。

1.管理内容

医院后勤管理包括衣、食、住、行、水、电、煤、气、冷、热等诸多方面。医院后勤管理工作主要分为财经管理与总务管理两部分。财经管理工作包括经济管理与财务管理。总务管理工作包括物资管理、基建房产管理、设备管理和生活服务管理等。由此可见,医院后勤管理一直是医院较繁杂的事务之一,它涉及方方面面,需要不同部门相互配合。一般具体表现有:医院保洁服务、医院运送服务、医院浆洗服务、医院综合维修服务、其他后勤服务(绿化服务、餐饮服务、秩序维护服务、停车管理服务、卡点检测服务)。

2.存在的问题

缺乏团队文化,缺乏明确视觉识别系统、服务宗旨、文化口号等。文化建设对团队的影响是潜移默化的,这种力量不可忽视,后勤工作往往琐碎而具体,因此并没有被赋予抽象且高尚的精神内核。被动的工作、从属性的服务,后勤职工长期得不到重视,价值赋能对后勤工作人员存有身份歧视,后勤职工自身认知存在误区,他们存在感弱,自觉自愿服务意识不强,工作热情不高,影响了工作的积极性和创造性。管理者在制定管理制度时应从文化建设入手,让其提高认识,有主人翁的自豪感。

没有明确的目标和宗旨。将后勤工作置于粗活、重活、体力劳动、次要部门等传统观念中,从定位上低了一个级别,制定目标和宗旨可以强化职工服务理念和目的,提高思想认识。

不具备科学的管理体系。由于后勤专业技术工人比较紧缺,又缺乏规范的医院后勤管理教育与培训体系,加之受思想认识和员工自身意识、素质等因素,现有人员专业性不强;同时,医院后勤管理中没有科学、标准的体系和规范,降低和影响了后勤服务的质量,影响着医院的整体发展。

基础设施及能耗问题突出。一些医院的老旧楼存在水路、暖气管网、电路

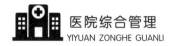

基础设施老旧问题。缺乏专业的维修人员,设备陈旧,无法节能降耗。库管缺乏专业管理的软硬件,设备不够智能化,没有配备专业人员。这一切会造成浪费,管理者要找出症结,精准解决。

二、医院后勤管理对策

后勤管理是医院管理的重要组成部分,后勤问题能否有效化解,直接影响医院改革的进程。创新后勤工作机制、实现后勤管理科学化、现代化,提高医院后勤管理水平、提升后勤服务能力和质量,是解决医院后勤工作问题的关键。图15-1。

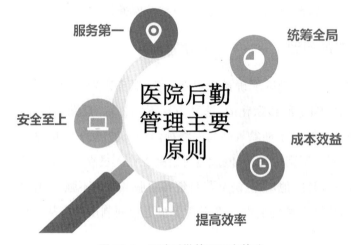

图15-1 医院后勤管理要有策略

一要优化流程,转变理念。医院应建立后勤服务中心,由服务中心统一协调工作,把工作做实、做细,使后勤服务主动贴近医疗工作;岗位人员要签订目标责任书,明确岗位工作职责、绩效考核制度。

二要使用专业管理人才,全面提升后勤服务人员素质。选拔责任心强、管理经验丰富的专业管理人才担任后勤岗位领导。优先使用有专业技术的人员,以教育、培训、学习、提升工作技能等方式提高后勤服务人员素质,将后勤服务人员纳入正常考核工作范围,建立后勤服务人员绩效评价体系和激励机制,引入竞争机制,调动后勤人员工作的积极性。

三是利用新科技新设备,减少医院运行成本。改造原有设备,利用人工智能等新技术和软件管理系统,改善管理手段,提高效率,降低成本,对医院各区域的设备、风机、水泵、照明、空调等终端用能设备进行智能管控及数据信息分析,做到人来打开、人走关闭,监测设备的运行状态,达到节能与智慧管理的效果。建立分项计量系统与节能监管平台,为医院效益管理、成本核算、科学节能提供依据。与专业的后勤管理公司合作,提供培训、交流、实践服务,实现医院管理目的。

四是实行社会化服务管理模式。实施后勤服务社会化是解决后勤管理问题的有效途径之一。医院可选择自身需求的服务,将一些后勤服务项目交由专业公司负责,在节约成本的基础上提高职工的积极性,有利于提高服务质量,减员增效。

参考文献

[1] 马文敏 . 基于医疗安全的医疗质量控制体系的实践 [J] . 中国卫生产业 , 2020（5）

[2] 冷圣梅 , 王喜财 . 中国全科医学[J] . 2023

[3] 田皓矾 . 现代医院管理制度与医院绩效管理[J]. 商业文化 , 2021（10）

[4] 王金凯 . 基于信息系统的医院后勤管理模式探讨 [J] . 管理学家 , 2021